キャリア初期看護師の職業的アイデンティティの形成プロセス

――看護実践の経験の意味づけから――

中納　美智保　著

風　間　書　房

出版にあたって

この本は、大阪府立大学大学院看護学研究科での博士論文の全文です。博士論文の全文を書籍という形にした理由は2つあります。1点目は、書籍にすることによって研究者だけでなく、臨床で活躍されている多くの看護師さんに見て頂きやすくなると考えました。2点目は、この研究の知見を看護師の皆様や看護師を指導・教育する立場にある管理者の方だけでなく、今、これから同じ手法で研究に取り組む若手研究者の方に何かのお役に立てるのではないかと考え、出版することにしました。

この研究は、看護経験5年以下のキャリア初期看護師を対象に、職業的アイデンティティの形成プロセスを看護経験の意味づけから明らかにすることを目的として行いました。この研究目的に相応しい研究方法として、グラウンデッド・セオリー・アプローチ（Grounded Theory Approach）を用いました。約3年にわたるデータ収集と分析から生成された概念や仮説をもとに経験年数別、施設別に継続比較法を用いてカテゴリーを抽出いたしました。その結果、キャリア初期看護師の看護実践の経験の意味づけからみた職業的アイデンティティの形成プロセスは『実践と内省の反復による専門職としての視野の広がりと深まり』というコアカテゴリーで説明できました。また、その形成プロセスは4つのステップから成り立っていることも明らかになりました。キャリア初期看護師が看護実践の経験からどのような意味づけをして、それが職業的アイデンティティの形成にどのようにつながるのかというプロセスを示すことができたのではないかと思っています。今後は、多くの看護師の皆様に本研究の知見を臨床現場で活用していただくことで、さらなる理論へと発展していくのではないかと考えております。

この研究は、さまざまな方のご協力がなければ成し遂げることはできませんでした。研究の趣旨をご理解いただき協力してくださいました看護管理者の皆様、研究協力者の皆様には心より感謝申し上げます。また、大阪府立大学大学院看護学研究科の先生方からたくさんのご指導をいただきました。青山ヒフミ先生には本研究の素地が固まり、軌道にのるまでご指導いただきました。青山先生が大阪府立大学を退職された後は、町浦美智子先生にご指導をいただきました。多くの先生方のご指導がなければ、この研究を成し遂げることはできませんでした。先生方に改めて感謝申し上げます。

この出版を機に研究者の一人として、微力ですが今まで以上に頑張りたいと思います。

2017年 8 月

中納　美智保

目　次

第1章　研究の意義・目的

Ⅰ．研究の意義

現在、大規模病院のみならず中規模病院においても経験年数3年未満の看護師の占める割合が多く（出口, 2007；籠島ら, 2005；谷浦ら, 2005；下地ら, 2014）、経験年数5年目までの看護師（以下、キャリア初期看護師とする）が約50%を占める施設も少なくない（真野ら；2012；宗村, 2009；鈴木, 2007）。さらにキャリア初期看護師の離職の問題も指摘されており、中でも新卒看護師の離職は、2006年9.2%、2009年8.6%、2010年8.1%、2013年7.5%と減少傾向にあるが、5年目までの離職願望が高く（太栗ら, 2008；渡邊ら, 2010）、中でも3年目の離職願望が最も高く（深澤, 2013；佐々木ら, 2013）、5年目では就職時の約50%のキャリア看護師が離職する（下地ら, 2014；竹内, 2008）と言われている。組織の大部分を占めるキャリア初期看護師の育成は、組織の看護の質を左右する大きな課題であり、看護管理において重要な課題の一つである。

McGowen ら（1990）は、専門職の人たちの変化として特定の職業的役割が要求するものと、その役割に関連した主観的自己概念の形成の2つの変化を体験すると述べている。これについて岩井ら（2001）は、看護実践に必要な知識や技術を獲得する変化に加えて、職業的アイデンティティの変化が必要であると述べている。職業的アイデンティティについて Erikson（1959）は、個人のアイデンティティ形成の一側面であり、職業集団がもつ規範や価値体系との相互作用の中で自覚される主観的な感覚であると述べている（小此木ら訳, 1973）。

看護において職業的アイデンティティは、さまざまな定義が用いられており、その中で Fagermoen（1997）は、「看護師であることの意味や看護師として働くことの意味といった観念に関連し、看護師の看護観を象徴するものであり、より厳密には看護師の思考、行動および患者との相互作用を導く看護師の価値と信念である」と定義している。また小泉（2010）は、専門職としての実践の質を保証していくには正確な知識と技術が必要条件ではあるが、その活用や態度を方向づける職業的アイデンティティが伴わなければ十分とはいえないと述べている。職業的アイデンティティを確立することなしに専門的看護実践を行うことは不可能（Gregg, 2000）であり、職業的アイデンティティは患者との関わり方や援助行動に反映する（下方ら, 2004）ため、看護の質に影響する（Gregg, 2002；竹内, 2008）と言われている。

Dewey（1938）は、経験には現象に関与する直接的な経験とその後の経験に影響を及ぼす内的な経験の２つがあり、直接的な経験は明白であるが、内的な経験は表面には現れにくい。さらに経験から意味を引き出す能力がなければ多くの知識を得たところで役に立たないと説明しており、それぞれの経験について十分な意味を引き出すことが、将来に帰するところの唯一の準備にほかならないと述べている（市村訳, 2004）。そして東（2009）は、経験の質を高めるためには、直接経験した看護を振り返り、分析・解釈することが必要であり、経験を振り返ることで看護の価値や意味が実感できると説明している。さらに、経験から導かれた看護観はその後の実践の核となり、専門職としての行動の中心となる価値になる（齊藤, 2009a）と言われている。つまり、看護の価値や看護の意味を実感するためには、経験を振り返り意味づけすることで、その後の看護専門職としての実践のあり方に影響すると考えられる。看護師にとって経験を意味づけるプロセスは、新たな知識の獲得において重要（Arbon, 2004）であり、患者ケアを振り返り、役割を発展させることが看護師の発達につながる（深田ら, 2005；Gustafsson & Fagerberg, 2003；岡本, 1999）ことも明らかにされている。また、患者との相互作用が新卒看護師の職業的アイデンティティに影響する（川島ら, 2010）ことが明らかにされている一方で、業務をこなすことを優先し、自己の看護実践を振り返る習慣が少ない（加藤, 1997；新, 2009）だけでなく、安易に現実逃避の形をとる看護師の存在（鶴田, 2002）も報告されている。これらの原因の１つに、職業的アイデンティティの脆弱さ（加藤, 1997）や職業的アイデンティティが育っていない状況（鶴田, 2002）があると言われている。

現在、施設での現任教育の多くは、看護実践に必要な知識や技術の獲得を促進させる教育内容が中心であり（籠島ら, 2005；森田, 2009；谷浦ら, 2005）、職業的アイデンティティの形成や発達については看護師の自助努力にゆだねていることが多い。職業的アイデンティティを重視した現任教育での支援体制の不十分さ（関根ら, 2006）や支援プログラムの必要性（池田ら, 2009）も指摘されている。医療や看護を取りまく社会の変化や若者気質の特徴（戸田, 2009）から鑑みても、キャリア初期看護師が職業的アイデンティティを形成することは容易ではなく（真壁ら, 2006；岡本, 1999；里光ら, 2008）、看護師が経験年数とともに必ずしも職業的アイデンティティが発達するとは限らないこと（秦, 2004）も報告されている。

測定尺度を用いた看護師の職業的アイデンティティの研究においては、キャリア初期看護師は他の年代の看護師と比較して、得点が低い（池田ら, 2009；落合ら, 2007a；下方ら, 2004）だけでなく、５年間において２年目で大きく得点が低下し（島田, 1998）、３年目から５年目の得点変動の推移が大きいこと（下方ら, 2004；竹内, 2008）が報告されている。この結果からもキャリア初期看護師の職業的アイデンティティの形成が単純ではないことが伺える。しかし、これらの測定用具は、キャリア初期看護師から開発されたものではなく、キャリア中期看護師から開発された尺度を用いて行われているため、キャリア初期看護師の職業的アイデンティティの状況を適切に捉えることは難しいといえる。さらに質的研究では、キャリア中期看護師の職業的アイデンティティの構造モデルは、「仕事からの経験の学び」、「看護の価値の認識」、「自己の看護観の確立」の段階からなり、らせん状に発展していくことが明らかにされている（Gregg, 2001・2002）。また、助産師の職業的アイデンティティの発達では、助産実践から湧き上がる喜びや嬉しさによって心を動かされた感情体験が促進要因であり（小泉, 2010）、看護管理者の職業的アイデンティティの発達構造は「職業的アイデンティティの揺らぎ」、「再構築」、「自己実現の取り組み」というサイクルを繰り返して発達する（秦, 2004）と言われている。しかし、キャリア初期看護師の職業的アイデンティティの形成プロセスに焦点を当てた研究はなく、キャリア中期看護師や助産師、看護管理者の職業的アイデンティティの研究結果を用いて、キャリア初期看護師の職業的アイデンティティの形成プロセスを説明するには限界がある。キャリア初期看護師は、看護師としての基盤となる重要な時期（太栗, 2008；渡邊ら, 2010）であり、日々の看護実践の中で患者を複数担当し、患者に必要なケアを実践していくキャリア初期看護師の職業的アイデンティティの形成プロセスを明らかにすることは、患者への関わり方や看護ケアの質に影響を及ぼすだけでなく、キャリア初期看護師の離職を防止し、看護専門職としての発達を考えるうえでも重要である。キャリア初期看護師が、看護実践の中で患者や家族に関わった経験を振り返り、意味を引き出すことによって、看護の価値や看護の意味が実感でき、職業的アイデンティティの形成につながるのではないかと考える。よって、キャリア初期看護師が看護実践の経験についてどのような意味づけをし、その意味づけがどのように職業的アイデンティティにつながり形成していくのかなど、看護実践の経験の意味づけからみたキャリア初期看護師の職業的アイデンティティの形成プロセスを詳細に明らかにすることは、キャリア初期看護師の教育を考えるうえでも必要であり、職業的アイデンティティの教育的支援プログラムを検討するための理論的基盤として活用できると考える。

Ⅱ．研究目的

本研究は、看護実践の経験の意味づけからみたキャリア初期看護師の職業的アイデンティティの形成プロセスを説明する理論を構築することである。

Ⅲ．用語の定義

1．看護実践とは、看護業務の主要な部分である看護職が対象に働きかける行為であり、本研究では、患者や家族への関わりとする。
2．看護実践の意味づけを本研究では、看護実践での患者や家族との関わりにおいて看護師が把握、解釈、理解することとする。
3．キャリア初期看護師とは、Schein のキャリア発達段階（1978）と佐藤（2007）の研究を参考に、本研究では他職種に従事した経験がなく、看護基礎教育課程を修了し看護経験５年以下の看護師とする。
4．職業的アイデンティティは、Fagermoen（1997）の定義より本研究では、看護師であることの意味や看護師として働くことの意味といった観念に関連し、看護師の看護観を象徴するものであり、看護師の思考、行動および患者との相互作用を導く看護師の価値と信念とする。

第2章　文献検討

Ⅰ．看護実践の経験に関する研究

1．経験に基づく学習

Dewey（1938）は、経験には現象に関与する直接的な経験とその経験がその後の経験に影響を及ぼす内的な経験の2つがあり、直接的な経験は明白であるが、内的な経験は表面には現れにくいので判断が難しいと述べている。さらにDeweyは、経験から意味を引き出す能力がなければ、多くの知識を得たところで役に立たないと説明しており、それぞれの経験の十分な意味を引き出すことが、将来に帰するところの唯一の準備にほかならないと述べている。さらに、経験には継続性と相互作用の2つの主要原則があり、経験の継続性とは、すべての経験は以前に起こったことから何かを引き継ぐものであり、同時に、以後起こることの質を何らかの方法で修正するものである。相互作用の原則とは、一人ひとりその人を囲む環境を構成するものとの間に存在し、生じる交流であると述べている。Dewey（1938）は、成人が経験から学ぶことを支援する際、学習を促進する状況の重要性についても説明している。

熟達理論や経験学習の観点から松尾ら（2008）は、キャリア初期・キャリア中期・キャリア後期の時期において看護の知識や技術を身につけた経験について調査している。その結果、キャリア初期では、「高度な仕事の取り組みの経験」や「先輩からの指導」「難しい症状を持つ患者・家族の担当の経験」などの経験から“基礎看護技術”や“専門看護技術”を身につけている

（松尾ら, 2008）ことを明らかにしている。

2．看護師の経験についての研究

看護師の経験に関する研究では、患者との関わりの経験（Belcher et al, 2009；伊勢, 2001；Williams, 2001)、ターミナル患者との関わりの経験（Iranmanesh et al, 2009；名越ら, 2005；野戸ら, 2002)、ホスピスでの看護実践の経験（Rasumussen et al, 1997)、看護師の成長につながった経験（Gregg, 2005；鳥井ら, 2006；吉川ら, 2008）に焦点を当てた研究などがなされている。Belcherら（2009）は、新卒看護師の患者関係における信頼関係の経験について、新卒看護師へのディープインタビューから患者との信頼関係には「親密になること」、「誰かのケアをすることを喜ぶ」、「援助することを喜ぶ」、「他者に興味を持つ」、「看護師も患者も心地よい感情を持つ」、「関係性の発展の可能性」が含まれており、新卒看護師は患者とのラポールを発展させながら患者との関係を築いていることを明らかにしている。さらに新卒看護師は、患者との信頼関係を構築して成功感を得た時に職務満足が向上していると示している（Belcher et al, 2009)。またWilliams（2001）は、看護師―患者関係における看護師の親密さの経験から親密さの本質については、打ち明け話やその話題のレベル、個人的経験の共有、手段的タッチであることを明らかにしている。Iranmaneshら（2009）は、イランのがん看護の看護実践の経験から、看護師は終末期患者や家族に対して、会話や傾聴、ユーモアやタッチを用いて気遣いや精神的な苦痛の緩和をしていることを明らかしている。さらに、がん看護の看護師は、死が近い患者に対するケアリングの意味として〈死が近い患者とその家族に対して気遣いを行う〉、〈患者や家族へのケア〉、〈問題の直面〉としていることを看護実践の経験から明らかにしている（Iranmanesh et al, 2009)。Mohanら（2005）は、オーストラリアの2施設で働く看護師の経験を明らかにする目的で4病棟の看護師にインタビューを行っている。その結果、がんの専門病棟でない病棟に勤務する看護師は、患者や家族に対してケアリングの感情（悲しみ、悩み、感情をぶちまける、挑戦する、フラストレーション、不適切で無力な感情）を抱いており、がん患者や家族に対するケアの準備段階では情緒的困憊に直面していることが示されている。Rasumussen ら(1997）は、ホスピスでの看護師の生きられた経験として〈良い看護ケアの追及〉、〈良い最期や死への追及〉、〈支援労働環境の追求〉、〈個人・専門職としての信頼・成長の追及〉であることを明らかにしている。

看護師の成長につながった経験では、吉川ら（2008）は、優れた中間看護管理者の成長を促進した経験として〈組織化された人材育成体制〉、〈辛苦の出来事との遭遇〉、〈チャレンジ〉、〈初期の管理者経験〉、〈メンターからの支援〉をカテゴリーとして明らかにしており、新しいスキルを獲得する必要が生じた時に最もよく学ぶことができると述べている。また Gregg（2005）は、組織コミットメントを促す経験について70名の看護師（経験年数8.3±7.5年）への質問紙調査から、組織コミットメントに最も関係するのは、個人特性や職務特性よりも職場での経験であり、組織コミットメントの中心となっているのは、〈自己の存在価値の実感〉であることを明らかにしている。

上記の研究から、看護師の思考や行動、患者や家族との関係性の築き方などが示されていた。さらに、看護師の経験は、看護師の成長や組織コミットメントを促すものが含まれていることが示唆された。

患者との関わりの経験の影響について焦点を当てた研究では、伊勢（2001）は患者との関わりにおいて患者と一体感が得られた経験は、看護師の気がかりやジレンマから始まり、自らの中に沸き起こった信念や責任感をもとに患者に働きかけた結果、得られた経験であることを明らかにしている。さらに患者との一体感を感じた経験は、職業意識や役割意識を超えて看護師が一人の人間として全人的に患者に関わった時に得られやすく、看護観や職業観、人間観にまで影響を与えるものである（伊勢, 2001）と述べている。さらに鳥井ら（2006）は、指導的・リーダー的役割ができる10名の看護師の看護観に影響を与えた経験から、指導的・リーダー的な看護師は、成功体験、患者の辛さや不安の認知の経験、葛藤体験などの経験から影響を受けており、すべて経験は患者との関わりから生じていたことを明らかにしている。また、ターミナル患者へのケアの経験では、重症患者やターミナル患者と過ごした割合の多い看護師の方が、ケアへの積極性がより高いこと（鳥井ら, 2006）が示されていた。専門的経験から実践知を学ぶことは、患者へのケアに影響する（Dunn et al, 2005）という Benner（1984）の考え方を支持している。Billeter ら（2005）は、看護実践の経験から構築された看護観については、家族を含めた全人的アプローチ、患者主体、患者の自己決定を支える看護、患者の自立・安楽を重視したケア、患者の気持ち・思いの重要視、患者から学ぶ看護であるが、一方、長期的なストレスやバーンアウトを経験した看護師は、看護の仕事の評価に無気力な状態であることを明らかにしている。しかし、樋口（2002）によると、看護師は、看護実践の中で無力感や自責の念を抱いた辛い経験から、その後の看護や看護観につながることを明らかにしている。

上記の研究から、看護師は看護実践の成功体験だけでなく、葛藤体験や患者への関わりが困難な経験からも看護観に影響を受けていることが示唆された。しかし、それらの経験を看護師がどのように捉えることによって、どのように看護観につながったのかは明らかにされていない。よって、本研究において看護実践の経験をキャリア初期看護師が、どのように意味づけしているのか、その意味づけがどのように職業的アイデンティティにつながり、形成するのかというプロセスを明らかにすることは、キャリア初期看護師の職業的アイデンティティの形成を促す教育的支援内容を検討する際の理論的基盤として必要であると考える。

Ⅱ．職業的アイデンティティについて

1．職業的アイデンティティの概念

職業的アイデンティティについての主要な定義を見ると、「看護師であることの意味や看護師として働くことの意味といった観念に関連している。すなわち職業的アイデンティティは、看護師の看護観を象徴するものであり、より厳密には看護師の思考、行動および患者との相互作用を導く看護師の価値と信念である」(Fagermoen, 1997)、「専門職業人として、看護という職業や役割に結びついた行動や価値観を内在化し、職業集団に一体化していくこと」(波多野ら, 1993)、「看護師との自己一体意識（self-identification）である。自己一体意識は、私的には自分についての熟考によって、また公的には自分を表現することやその他の活動によって、その個人のアイデンティティを定着させ表現するものである。看護師の自己一体意識は、個々の看護師によって生きられ、認識された個人の経験に基づいている」(Gregg, 2001・2002)、「職業人としての自己を決定し、維持していくかを意識的、無意識的に操作し、職業自己の感覚をいかに獲得していくかということ」(下方ら, 2004)、「職業と自己との一体意識であり、自らの職業を価値づけ看護実践することに情熱をもつ。看護師の看護観を象徴する」(秦, 2004)、「個人の職業という社会的役割に対するアイデンティティであり、職業的役割をいかに受け入れ、いかに達成していくかということ」(竹内, 2008) とある。また Öhelen ら (1998) が行った看護師の職業的アイデンティティの概念分析によると、先行要件は、洞察力と能力、セルフケアとリフレクション能力、個人の限界と可能性の理解であり、属性については、アイデンティティとのつながり、成熟の出現、自信、思いやり、能力、信頼、良心、コミットメントと勇気、看護師としての経験、看護師としての自信とされている。さらに帰結では、誠実さ、現実的な専門職としての肯定的イメージの増大、専門職としてのプライドと感情の増大であると記述されている。

2．測定尺度からみた看護職の職業的アイデンティティ

波多野ら（1993）は、既存の研究結果をもとに看護職へのアイデンティティ尺度を作成している。調査項目は、「将来看護師の仕事を長く続けたい」、「看護の仕事は私に適している」、「看護の仕事に誇りを持っている」、「看護の仕事は私の能力を生かせる」などを含む、ａ）職業人としての自己向上（２項目）、ｂ）職業人としての自尊感情（２項目）、ｃ）職業的自己関与（６項目）、ｄ）職業への肯定的イメージ（２項目）からなる12項目で構成されており、因子負荷量が0.5以上、ｔ検定においても0.1％水準以下であり、内部的一致性による信頼性は0.907と記されている。尺度の作成にあたり、対象となった看護師の属性についての記載がないため、キャリア初期看護師の職業的アイデンティティを反映しているか否かは不明である。

次に、岩井ら（2001）は看護職の職業的アイデンティティ尺度の作成として、１）看護職の職業選択と誇り、２）看護技術への自負、３）患者に貢献する職業としての連帯感、４）学問に貢献する職業としての認知、５）患者に必要とされる存在の認知を５つの概念から39項目の質問項目を開発している。具体的な項目として第１因子では「私は看護職を生涯続けようと思っている」、「私は看護職であることに誇りを持っている」などであり、第２因子では「私は看護者として経済的に独立できている」、「私は看護者として後輩のモデルになっている」、「看護者として十分な能力があると思う」、「私は看護者として医療現場で中核的な役割を果たしている」などである。第３因子では「私は看護職を患者に貢献できる職業だと思っている」、「私は看護者として他の医療職の人に連帯感を感じている」であり、第４因子は、「私は看護に関わる者として医学の発展に貢献していると思う」、「私は看護者として他の人ができない独自の業績がある」などである。第５因子は「私は看護者

として患者を支えていると感じている」、「私は医師との関係において独自性を発揮することができる」などである。尺度の信頼係数は$\alpha=0.94$、下位尺度では$\alpha=0.78$～0.89であると記述している。この尺度は、平均年齢38.2歳、平均臨床経験15.2年の看護師を対象に調査され作成されたものであるため、キャリア中期看護師の職業的アイデンティティの測定には有効であると考える。しかし、キャリア初期看護師の職業的アイデンティティの特徴を適切に捉えることは限界があると考える。

佐々木ら（2006）は、看護師の職業的アイデンティティ尺度（Development of Professional Identity Scale for Nurses：PISN）として、Erikson のアイデンティティの概念をもとに「斉一性」「連続性」「自己信頼」「自尊感情」「適応感」の５つの下位概念からなる20項目で構成している尺度を開発している。調査項目は、「看護の仕事は私の能力を生かせる」、「私は看護者として経済的に独立できている」、「私は看護者として後輩のモデルになっている」、「私は看護者として医療現場で中核的な役割を果たしている」、「私は看護に関わる者として医学の発展に貢献していると思う」、「私は看護者として他の人ができない独自の業績がある」、「私は看護職として医療の世界で不可欠な存在であると思っている」「看護師としての自分の目標はずっと変わらない」、「私は患者と一体感を感じることがある」であり、尺度の信頼性については$\alpha=0.83$であり、主因子分析、G-P 分析の結果からも内的整合性が確認できたと記述されている。この尺度の作成にあたり、臨床経験５年以上の50名の看護師を対象にしているが、平均臨床経験など詳細な属性についての記載はない。項目選定の信頼性と妥当性については、平均年齢38.0歳、平均臨床経験16.2年の看護師を対象に検討されている。つまり、この尺度はキャリア中期看護師とキャリア後期看護師から開発された尺度であるため、その時期にある看護師の職業的アイデンティティの測定には有効である。しかし、この尺度もキャリア初期看護師から開発されたものではないため、キャリア初期看護師の職業的アイデンティティを適切に捉えるには限界があるといえる。

看護師の職業的アイデンティティの測定尺度として、上記3つが開発されているが、すべての尺度がキャリア初期看護師を対象に開発されたものではなく、キャリア中期看護師やキャリア後期看護師から開発されていたものであった。したがって、既存の尺度を用いてキャリア初期看護師の職業的アイデンティティを正確に捉えることは難しく、現在、キャリア初期看護師から開発された測定尺度がないことが明らかになった。

下方ら（2004）は波多野らの尺度（1993）を用いて1年目から45年目までの看護師1,644名を対象に調査している。その結果、年代区分で比較すると20歳代の得点が最も低く、60歳以上は最も高い得点であった。経験年数においても5年未満の者が最も低く、30年以上の経験年数がある者が最も高く、平均得点は年齢や経験年数とともに高くなる傾向であった（$p<0.001$）。職業的アイデンティティを高める要因として、ストレス耐性度が高いことと職場環境が良いことであることを明らかにされている（下方ら, 2004）。

池田ら（2009）は、佐々木らが開発した尺度（PISN）を用いて、現任教育との関連について549人の看護師を対象に調査している。その結果、年代別では、20歳代のPISN得点がどの年代よりも得点が低く（$p<0.05$）、経験年数別では5年未満が他の経験年数よりも低かった（$p<0.05$）。最終学歴別や雇用形態、勤務部署による差はなく、現任教育での経験は職業的アイデンティティへの影響因子として規定されなかったが、現任教育の経験のある人はない人より職業的アイデンティティ得点が高いことから、現任教育は職業的アイデンティティ形成の機会になり得ると池田ら（2009）は述べている。

落合ら（2007a）は、藤井ら（2002）の看護学生用の尺度の各因子に負荷量の高い5項目ずつ計20項目を採用して項目内容を看護師に修正し、4つの下位尺度、「看護師選択への自信」、「自分の看護観の確立」、「看護師として必要とされることへの自負」、「社会貢献への志向」からなる質問紙を用いて20歳代から50歳代の看護師627名を対象に調査している。その結果、「看護師選択への自信」、「自分の看護観の確立」、「看護師として必要とされることへの自負」については、すべての年代の中で最も20歳代が低く、特にキャリア初期の5年間では、年数に伴って得点の上昇がみられるが、5年目では得点が低下することを明らかにしている。

竹内（2008）は、1999年に入職した新卒看護師を対象に年間1回の調査を5年間実施し、職業的アイデンティティ形成および職業的アイデンティティ・ステイタスにおける職務態度への影響について縦断的に調査している。調査内容は、職業的アイデンティティ・ステイタスとして職業同一性地位テスト（23項目）と職務態度として仕事の質の向上行動（4項目, $\alpha = .80$）と職務関与（4項目, $\alpha = .80$）であり、それぞれの調査項目は、先行研究や既存の尺度を使用している。職業同一性地位テストの23の項目は、松下・木村（1997）によって開発されたが、構成概念妥当性の検討中のものであった。尺度開発の詳細についての記載はない。職務態度に関する項目は、山本（2000）が測定した2変数のみ使用し、本研究の調査において5年目の看護師のみに実施している。その結果、職業的アイデンティティ達成得点は、1年目から2年目にかけて有意に低下し、3年目では停滞していた。さらに1年目と4年目の比較では4年目が有意に低かった。「私はいまだに自分が本当にやりたい仕事が何なのかよくわからない」、「私は一応就職したけれど、自分に自信がなくて本当にこれで良かったのかと考えがぐらつくことがある」などの職業的アイデンティティモラトリアム得点は、2年目が有意に高いことが記述されている。仕事の質の向上行動に対する職業的アイデンティティ・ステイタス得点の影響では、職業的達成得点が仕事の質の向上行動に対して正の有意な影響を示していた（竹内, 2008）。

また、山元ら（2003）は看護領域の違いによる職業的アイデンティティの差異について、一般病院の看護師42名とリハビリ専門病院の看護師26名を対象に調査している。その結果、リハビリ専門病院の看護師は一般病院の看護師よりも「患者に必要とされる存在の認知」の得点が低いことが明らかになり、これらの結果から看護領域の違いが職業的アイデンティティに影響していることが示唆されている。

上記の測定尺度を用いた看護師の職業的アイデンティティの研究結果から、他の年代の看護師と比較して20歳代の看護師の職業的アイデンティティ得点が低いということが示唆された。竹内（2008）の結果が示すように、キャリア初期にあたる５年間は、２年目で大きく低下し、４年目・５年目でも低下を認めていることから、職業的アイデンティティ得点の変動が著しいことが示されていた。

これらの結果から、キャリア初期看護師の職業的アイデンティティの形成は単純ではなく、発達が難しいことが示唆された。しかし、測定尺度そのものが、キャリア初期看護師から作成されたものではなく、キャリア中期看護師およびキャリア後期看護師から作成されたものであるため、職業的アイデンティティが形成していないキャリア初期看護師の職業的アイデンティティ得点が他の年代の看護師よりも低値であることは納得できる。よって、既存の看護師の職業的アイデンティティの測定尺度を用いてキャリア初期看護師の職業的アイデンティティの特徴を把握することは可能であるが、その変化を詳細に捉えることは難しく、限界があることが示唆された。

３．看護職の職業的アイデンティティに関する質的研究

川島ら（2010）は、新卒看護師の職業的アイデンティティの形成過程とそれに及ぼす影響に焦点を当て、２年目の看護師５名を対象に研究を行っている。１年目の時の職業生活の記憶から「職業的アイデンティティに影響していると感じている出来事は何か」、「なぜ影響していると考えるのか」など深層面接法を取り入れた半構造化面接を行い、内容分析を実施している。その結果、１年間の職業生活上で職業的アイデンティティが変化した２つの時期として、【社会人としてのアイデンティティを確立する時期】と【看護師として思慮をめぐらす時期】というカテゴリーを明らかにしており、この２つ時期は明らかな転機となる節目はなく、オーバーラップしていると説明して

いる。そして新卒看護師の職業的アイデンティティの形成過程には、【就業継続意思を固める過程】と【看護師の魅力を再認識する過程】があり、さらに職業的アイデンティティの形成過程に及ぼす影響として〈リアリティショック〉〈要となる人物との不和〉からなる【阻害】、〈同志の存在に安堵〉〈経験から得た学び〉〈新しい看護の価値を発見〉などから構成される【強化】、〈生と死についての反芻〉という【揺らぎ】の３つのカテゴリーを明らかにしている。【阻害】、【揺らぎ】は職業的アイデンティティの危機そのものであり、新卒看護師は【強化】により危機を乗り越えながら職業的アイデンティティの形成途中に至っていると説明している。さらに、看護師の魅力を感じるきっかけとしては、新卒看護師が複数の患者を受け持つ中で「患者の回復に喜び」を感じ、「患者との良好な関係」を築き、「患者との関わりから得た学び」であることが記述されている（川島ら, 2010）。

スウェーデンの２年目の看護師の職業的アイデンティティの意味は、「患者を担当することの意味」、「チームリーダーとしての意味」、「プリセプターとしての意味」、「仕事の方向づけの意味」という４つの見方を明らかにしている（Fagerberg et al, 2001）。２回のインタビューから、４つの見方は学生時代と変わらなかったが、時間をかけて変化している（Fagerberg et al, 2001）と説明している。

１年目から３年目の登録看護師の職業的アイデンティティについて、16人の看護師を対象に半構造面接法によるディープインタビューをDeppoliti（2008）は実施している。その結果、３年間の中で看護師として職業的アイデンティティを高める通過点として、オリエンテーション、ケアリングの葛藤、チャージナースになること、資格試験の受験などを明らかにしており、責任感や継続学習、成熟は、すべての過程において含まれている（Deppoliti, 2008）と説明している。

５年目の看護師16名を対象に仕事の経験の意味について、“患者の擁護とケアリングの意味”、“看護の仕事の中での組織的業務の意味”、“専門職としての役割の中で、自分らしさを持ち続けることの意味”の3つのテーマを明らかにしている（Fagerberg, 2004）。さらに5年目の看護師は、1つの視点から患者ケアや患者の見方がホリステックへと変化していることを明らかにしている（Fagerberg, 2004）。

Gregg（2001）は、アメリカのクリニカル・ナース・スペシャリスト（Clinical Nurse Specialist：以下CNSとする）が職業的アイデンティティを確立するプロセスについて質的記述的研究によって明らかにしている。10名のアメリカのCNS（平均年齢44.3歳、CNSの平均経験年数10.4年）を対象に「現在の職業的アイデンティティについてどう思うか」、「職業的アイデンティティに影響を与えた要因は何か」などについて半構造化面接を実施している。その結果、コアカテゴリーとして《コミットメントの発達》と〈コミットメントすること〉、〈影響を及ぼすこと〉、〈認められること〉の3つのカテゴリー、そして7つのサブカテゴリーとして「看護と看護婦へのコミットメント」、「スタッフナースとしての看護の問題認識」、「大学院教育の影響」、「自己の役割の明確化」、「クライエントの人生とケアへの影響」、「他の人々からの専門職としての認識」、「自信とプライドの獲得」を明らかにしている。アメリカのCNSの職業的アイデンティティを確立するプロセスは《コミットメントの発達》であり、第1段階としての〈コミットメントすること〉から、第2段階として〈影響を及ぼすこと〉、さらに第3段階として〈認められること〉へと発達し、さらに認められるという体験は、CNSとしてのコミットメントを強めていると説明している。

さらに秦（2004）は、看護管理者の職業的アイデンティティの構造は、《これまでに構築されてきたアイデンティティの揺らぎ》、《再構築》、《自己実現への取り組み》というカテゴリーからなり、これらのサイクルを繰り返すことによって発達していたことを明らかにしている。

また、小泉（2010）は、助産師の職業的アイデンティティの発達プロセスについて、助産学生、病院勤務助産師、開業助産師を対象に修正版グラウンデッド・セオリー・アプローチ法を用いて行っている。病院勤務助産師は、Dreyfusモデルを用いて新人、一人前、中堅、熟練の4つの段階に分類し分析している。その結果、【助産師になるという意思決定】、【助産師として働いていく覚悟】、【助産師としての存在証明】、【助産師としての自立】、【自己の助産実践の信念】、【チームとしての助産実践を行う信念】、【自己の助産実践の信念】、【双方向の関係の中で女性を支える助産実践を行う信念】の8つのコアカテゴリーと35のカテゴリー、44概念を明らかにしている。また、助産師の職業的アイデンティティの発達への影響要因として、助産実践の体験に伴う《実践状況への感動》、《他者から承認を受けた嬉しさ》、《自己肯定感》、《自己一致感》という肯定的感情のカテゴリーと《実践状況の困難感》、《他者から評価されないむなしさ》、《自己の信念との葛藤》という否定的感情のカテゴリー、《具体的な状況への多面的な支援》と《情緒的な支援》という支援を受けたことによる安堵感のカテゴリー、《職業モデルへの同一化》から《自己の信念に基づいてケアを行う自律性》へと変化する助産師としての将来像のカテゴリーを明らかにしている。助産師の職業的アイデンティティの発達の促進要因は、助産実践の体験から湧き上がる喜びや嬉しさによって心を動かされた感情体験であり、経験の浅い時期の感情体験の特徴としては受動的な感情であったと記述されている。さらに助産師の職業的アイデンティティの発達プロセスは、職業モデルへの同一化の段階から、自己の信念を持つ段階、信念に基づいて実践しようとする段階へと変化することを明らかにしている。

Gregg（2001・2002）は、看護師の職業的アイデンティティに関する中範囲理論を構築している。この研究では職業的アイデンティティについて、看護師との自己一体意識（Self-identification）と定義し、グラウンデッド・セオリー・アプローチ法を用いている。理論的サンプリングに基づいた18名の看護師（平均年齢38歳・看護経験平均年数15.6年）への半構成的面接を中心に2段階のプロセスを経て研究した。そして、「仕事からの経験の学び」、「看護の価値の認識」、「自己の看護観の確立」、「自己の看護実践の承認」、「教育からの影響」、「看護へのコミットメント」、「自己と看護師の統合」の７つのカテゴリーとコアカテゴリーである『看護とのきずな』で構成される構造モデルを明らかにしている。この構造モデルにある「自己の看護観の確立」、「看護の価値の認識」、「仕事からの経験の学び」の３段階はらせん状に発展しており、この３段階で自己の看護実践を承認できることが重要であると述べられている。

上記の看護師の職業的アイデンティティに関する質的研究から、職業的アイデンティティは、一直線上に順調に発達するのではなく、揺らぎを繰り返しながら発達し、促進要因として支援や承認だけでなく、看護実践を通じて心を動かされた感情体験が重要であることが示された。しかし、これらの職業的アイデンティティの発達プロセスは、看護職としての経験が豊富にあるキャリア中期看護師や看護管理者、助産師であり、看護師としての経験が少ないキャリア初期看護師の職業的アイデンティティの形成プロセスを、キャリア中期看護師や看護管理者、助産師の発達プロセスで説明するには限界があると考える。

よって、本研究において、キャリア初期看護師の職業的アイデンティティの形成プロセスを的確に捉えて詳細に明らかにすることは、キャリア初期看護師の職業的アイデンティティの形成を促進させる教育的支援内容を検討するためにも有用であることから、キャリア初期看護師の職業的アイデンティティの形成プロセスを説明できる理論を構築する意義があると考える。

Ⅲ．経験の意味づけに関する研究

１．看護師以外の経験の意味づけについての研究

看護師以外を対象にしたものには、患者の体験に焦点を当てたもの（雲ら,

2002；中村, 2002；祖父江ら, 2011）や看護学生の実習の経験に焦点を当てたもの（浅井ら, 2007；鶴田ら, 2005）がある。雲ら（2002）は、意味づけを「対象者が遭遇する苦難を引き受けていくための理由」と定義して、肝臓がん患者の苦難の体験とその意味づけに関する研究を行い、病気の進行に応じた4つの苦難を明らかにしている。中村（2002）は、実在的意味づけを「苦痛を伴う体験は生活のための強いニーズを生み、そのニーズが人生の意味を探求する動機づけ」として、高齢患者のがん体験の意味づけの理解を目的として8名の患者を対象に質的帰納的分析を実施している。祖父江ら（2011）は、状況的意味づけを「ストレスな出来事に関して個人がどのように評価しているのかという」として12名の患者を対象に、がん終末期患者の褥瘡発生および軽快あるいは治癒に対する意味づけとケアの期待について明らかにしている。鶴田ら（2005）は、意味づけを「経験を自分なりに振り返り、学びとして文字として表出したものを示し、経験・振り返り・学びの思考過程」と定義して、基礎看護学実習における看護学生の経験とその意味づけについて「患者と関わることの楽しさを感じる」、「患者から感謝の言葉をもらう」、「患者との関わりに悩む」を含む15カテゴリーを明らかにした。浅井ら（2007）は、意味化した学習経験を「経験のうち、学生が思考した結果、言語化することにより意味を見出し、文字として記述した認識内容」と定義して、看護早期体験実習における学生の意味化した経験の構造について〔情報から看護への関心を拡げた経験〕を含む7カテゴリーを明らかにした。

2．看護師の経験の意味づけについての研究

野戸ら（2002）は、看護観は体験を経て意識化された終末期ケアに対する考えや姿勢であり、看護観のカテゴリーとして〈ケアに対する姿勢〉、〈人間の見方〉、〈QOL の向上〉、〈終末期ケアの価値〉を明らかにしている。看護師は体験を意味づけし、経験化することで看護観・ケア行動を再考することができ、体験の意味づけが看護観・ケア行動の発展に影響していること（野

戸ら, 2002）が示されている。名越ら（2005）は、終末期がん患者との経験の中で看護師は、〈死生観の深化〉、〈家族の看取りの支援〉、〈平和な死への援助〉、〈職業的アイデンティティの育成〉、〈看護師役割からの忌避〉を意味づけしていることを明らかにした。看護師は、患者や家族との相互作用の中で「他者の役に立っているか」という問いを自分に投げかけることで職業的アイデンティティを発達させている（名越ら, 2005）。また、諸江ら（2005）は、看護師の認識の発展を促した経験の意味について、対応困難な患者や家族に関われるようになった事例から分析している。看護師の認識の発展には、経験がもたらした感情や問いが大きく影響しており、問いは看護師の経験によって生まれ、問いにより能動的な行動の動機づけになると説明している。さらに問いをもって経験を重ねることで看護師として対象の捉え方や判断過程が発展するが、問いを発展させるには看護師間における専門的認識の交流や看護師を取りまく社会関係の在り方が影響する（諸江ら, 2005）。石井（2007）は、３年目の看護師が日々の看護の中で、どのように自己を振り返り意味づけているのか、その要因を明らかにすることを目的に半構成的面を実施している。その結果、患者との関わりの中で感じた喜びや手ごたえ、逆に知識や技術不足で十分に関われなかった後悔・不全感などの《新人時代の印象的なケース》や成功体験であっても不足を感じるケースであっても今の自分の《価値観》や【目指す自分の姿】につながっていることを明らかにしている。Wangensteen ら（2008）は、看護師として最初の時期での経験を振り返ることや、挑戦する状況を作り出すことが新卒看護師の《成長と発達の経験》において重要であると述べている。

谷口（2009）は、看護師の感情労働が肯定的体験となるためには、自己の経験や感情を振り返り、意味づけることの重要性について述べている。Arbon（2004）によると、看護師の経験は、看護師としての自己知識の開発の役割があり、経験を意味づけるプロセスは新たな知識の獲得にとって重要であると述べている。畑中（2009）は、“実践”“意味づけ”“伝達”を循環させることが重要であると述べており、今の学びがほんの微々たるものと感じても“実践”“意味づけ”“伝達”は循環しており、らせん状に学びが積み重ねていくことで、臨床の“わざ”になると述べている。

これらの研究から、看護師が自らの看護実践の経験を意味づけるきっかけは、その時の看護師の感情が影響していること、意味づけは経験を振り返り、客観的に自分に問いかけることによって導きだされていること、臨床の“わざ”につなげるためには、看護師が意味づけによって導き出された考えや思いを他者に伝えることが重要であることが示唆された。

Ⅳ．キャリア初期看護師についての研究

キャリアとは、単に職業経歴というよりも個人の職業生活全体を通して自らの能力の向上を目指す自己実現の過程を意味し（高橋, 1998）、キャリアの発達は、時間軸、地位軸を基本としていくつかの発達段階で構成されている（金子, 1998）。Schein（1978）はキャリア発達段階を大きくキャリア初期・キャリア中期・キャリア後期としており、キャリア初期の段階は、子どもや若者が自己洞察を得て選択できる職種を学ぶという課題から、はっきりとした職業上の自己概念を開発するという課題（城ヶ端ら, 2010；二村ら訳, 1991；佐藤, 1998）などがある。よってキャリア初期看護師は、看護師としての自己概念を開発するという課題がある時期と言える。

ここで、キャリア初期看護師の状況について焦点を当てた研究を経験年数ごとに概観する。１年目である新卒看護師を対象にした研究は、さまざまな視点でなされている。就職して５か月目の新卒看護師の看護実践上の困難については、「専門知識の不足・経験不足による援助技術実施困難」、「専門知識・経験不足で予測できないことによる危険の誘発」、「ケア提供の未熟さによる自己への否定的評価との直面」、「多様な患者との人間関係形成過程での緊張」、「職場の人間関係形成過程・サポート体制へのとまどい・緊張」、「ケ

ア効果の確認、問題解決行動の実施による自己効力感の獲得」の6つのカテゴリーを永田ら（2005）は明らかにしている。その中で「ケア提供の未熟さによる自己への否定的評価との直面」では、ケアが円滑に実施できないことに対して自己の能力のなさを実感し、手際よくケアを進める先輩看護師とできない自分を比較し、先輩看護師との関係の中で自己への否定的評価に直面していることが示されている。さらに「多様な患者との人間関係形成過程での緊張」では、さまざまな患者との出会いの中で対応の難しさを実感し、初めて受け持った患者から暴言を浴び、患者一般への恐怖を感じている状況について記述（永田ら, 2005）している。新卒看護師は、他の看護師よりも上手くいかなかった経験から自分自身の精神的未熟さと弱さを感じており（宮澤ら, 2008）、看護師としての自尊感情が低下する要因の一つ（渡邊ら, 2010）となっている。しかし、新卒看護師は日々の看護実践の中で自尊感情の低下につながる否定的な感情だけでなく、患者との関わりの中で様々な困難に直面しながらも、技術の習熟やその効果が確認できた時に自己成長を自覚し、他者評価による肯定的評価や自発的な振り返りによる問題解決行動が出来た時にも自己効力感を感じている（永田ら, 2005）。瀬川ら（2009）は、日々の看護実践の中で〈現状と未来への不信〉、〈離職と継続の交錯〉、〈現実を見定め成長の力にする〉という経験が新卒看護師の職業継続に影響を与えていることを明らかにしている。さらに塚本ら（2008）は、職業継続ができている新卒看護師は、看護専門職者としての自律的な態度を獲得し、自己を適切に客観視していることを明らかにしている。Wangensteen ら（2008）は、新卒看護師の《成長と発達の経験》のカテゴリーは、〈新たな経験〉、〈看護経験の獲得〉、〈能力の獲得〉のサブカテゴリーから構成されており、最初の時期での経験を振り返ることや挑戦する状況を作り出すことが《成長と発達の経験》において重要であると述べている。Lea ら（2007）は、オーストラリアの新人看護師の役割移行経験としては、看護実践での RN としての社会化が重要であると述べている。

坂村ら（2008）は、2年目の看護師8名に新人看護師の時に看護師として成長したと思う体験や専門的な関わりができたと思う体験についてインタビューしている。その結果、カテゴリーとして〈先輩看護師との関係の中で学んだ体験〉、〈専門職としての看護援助ができた体験〉、〈看護の責任の重さ・やりがいを感じた体験〉、〈医療チームの一員としての立場を実感できた体験〉が新人看護師の時に成長したと思う経験であることを明らかにしている。坂村ら（2008）は、それらの体験の中で、看護のやりがいや看護の責任の重さを感じ、チームの一員として医療に貢献できるような自負の体験や専門職としての看護援助ができた体験を積み重ねることで職業的アイデンティティが少しずつ形成され、自立への過程を歩んでいると述べている。しかし、坂村ら（2008）の研究では、一つひとつの体験がどのように職業的アイデンティティにつながり形成されているのか、どのような職業的アイデンティティの内容なのかについては明らかにされていない。

上記の研究から、1年目の看護師は、知識の不足やケアがうまく出来ないことに加え、重要他者である患者や先輩看護師の否定的言動から自己に対して否定的な感情を持つことが示された。そのような状況の中で職業継続できている新卒看護師は、自発的な振り返りや自己を適切に客観視できることが一つの要因として考えられることが示された。新人看護師は、さまざまな経験から看護の遣り甲斐や責任の重さを実感し、職業的アイデンティティにつながるという記述はあるが、その詳細なプロセスについては研究されていない。

2年目の看護師は、業務を一通り覚え、過度な緊張状態から解放されている状況である。しかし、看護実践能力については基本的な看護技術の提供がようやく1人でできる段階であり、看護上の問題を見極め、患者のニードに応じた看護ケアの展開にはまだ手助けがいる状況（松川ら, 2008）である。1年目の時よりもさまざまな患者を複数受け持ち、担当する患者の重症度は上がることが予測できる。2年目の看護師がターミナル患者を受け持ち、看取りの体験した時の感情について、「悲しい」、「辛い」という感情を約６割の看護師が抱くが、その気持ちを表出できた看護師は「楽になった」、「頑張ろうとやる気になった」と前向きな感情になるが、その気持ちを表出しなかった看護師は「仕方がないと思った」などの消極的な気持ちになり、看取りの満足感がなく、終末期ケアに対して患者の死を敗北と捉え、無力感につながること（鶴ら, 2010）を示している。２年目看護師の看護観に対する意識調査において約60％の看護師が看護の振り返りについて「してこなかった」と答えており、業務に追われてゆっくり考える時間がないことや、学生時代と比べて患者と接する機会が少ないことが理由であった（新, 2009）。青木ら（2007）によると２年目の看護師は、患者や家族の言葉や表情、患者の行動の変化や身体症状の改善などを指標に「自己管理に関するケア」と「不安を軽減するケア」について良い看護実践ができたと自己評価している。田中ら（2013）は、「知識・技術を覚え仲間入りする」ことや「自分で動けることが増えていく」ことで自己の成長を実感していることを明らかにしている。しかし、吉田ら（2011）によると「患者の気持ちを汲んでケアすることは難しい」、「看護ってなんなのか」という思いや、患者・家族との関係からストレスを感じていることが示されている。

これらの研究から２年目の看護師は、基本的な業務を覚えて実践できても、日々の看護実践を振り返る余裕や習慣がなく、患者の気持ちを考えて関わることに困難さを抱いていることや看護についての考えが定まっていない現状が示唆された。

３年目になると後輩看護師の指導やリーダー業務など、新たな役割が加わる（下地, 2014）。吉田ら（2011）によると３年目の看護師の80％以上が上司は業務を任せてくれると捉えているが、上司や先輩が業務の進み具合を褒めてくれることは少ないと認識しており、さらに看護実践から得られた看護観を話す機会も少ないことが示されていた。青木（2007）によると、３年目の看護師は「患者の思いを尊重したケア」や「家族の意思決定に関するケア」を良い看護実践と捉えており、松井ら（2006）の結果からも3年目の看護師は2年目の看護師よりも看護実践内容が発展していると説明している。しかし、長田ら（2008）の結果では、患者の精神的ニーズに関わる場面において「気持ちがすれ違っていた」、「何と言えばいいのかわからない」などの焦りや戸惑いを感じていることも報告されている。筑後ら（2001）の結果では、3年目看護師で一番実施していると意識している看護の実践内容は「身体的ケア」（85.9%）であり、「精神的ケア」（32.9%）の実施は少ないと意識していることが報告されていることから、3年目の看護師は患者の気持ちに踏み込んだ看護がまだ難しい状況であるといえる。2～3年目の看護師の職業継続は、その看護師が1年目の時に共に問題解決方法を一緒に考えるという直接的な支援がある職場環境が職業継続の意欲に影響しているという報告（関井, 2010）や、3～5年目の看護師の75%の看護師が仕事に対して満足していない状況が報告されている（筑後ら, 2001）。

しかし、橋本ら（2010）によると、3年目の看護師は、今までの看護実践を通して【自分の考える看護をとことん実践し、その成果から自身の看護とは何かを確信した】、【看護が思うようにできなかった体験を振り返り、日々の業務での疑問から自身の看護を発展させていった】、【先輩の優れた実践や温かい見守りで看護の力に気づき、自己の課題を見出した】というカテゴリーから、看護師としての自己を育て、看護を変化させていることが明らかにしている。

そして、経験年数4年目から5年目の看護師については、「必要と思ったことはそのまま放置しない」という仕事に対する姿勢や「感謝の気持ちを大切にする」という人間関係を円滑に進める行動（内川ら, 2001）もあるが、4年目から5年目の看護師であっても看護に自信が持てず、出来ないと感じていること（里光ら, 2008）や「看護が業務としてながされている」、「自分のしたいことがわからない」、「看護に対する満足や喜びがもてない」など、5年目までの65.3%の看護師が“看護師としての行き詰まり感”を感じているという報告もある（真壁ら, 2006）。森本（2003）の研究結果においても「相手の個別の尊重」を重視し、看護する一方で「今、一番看護が分からなくなっている」という看護観や原理・原則を基に看護技術が実践されておらず、個々の能力に差があることが指摘されている。

上記のキャリア初期看護師の研究から、特に1年目の看護師は過度な緊張状態の中で業務がうまくできず、患者や先輩看護師の言葉に落ち込み、職場継続の危機に直面している状況が示された。そして一通りの業務ができても時間に追われ、日々の看護実践を振り返る余裕や習慣が少なく、自己を客観視できない看護師や、患者の気持ちに一歩踏み込んだケアが出来ず悩んでいる状況も示された。さらに数年間の経験があるキャリア初期看護師でさえ、自らの看護のあり方に自信が持てずに焦りや戸惑いを感じ、看護師として伸び悩み、実践した看護の自己評価が低く、満足感を得ていない状況も示唆された。キャリア初期看護師は、経験年数が経つにつれ、業務として出来ることは増えていくが、自ら看護実践を振り返る習慣が少ないだけでなく、看護実践の経験から意味や価値を意味づけすることが難しいことが示唆された。このような状況にあるキャリア初期看護師が自助努力だけで職業的アイデンティティを形成することは難しいことが示唆された。看護師がさまざまな経験から看護の遣り甲斐や責任の重さを実感し、職業的アイデンティティにつながるという結果は示されているが、どのような経験からどのように職業的アイデンティティにつながるのかという詳細なプロセスについては明らかにされていない。よって、キャリア初期看護師が看護実践の経験から、どのように職業的アイデンティティの形成につながるのか、そのプロセスについて詳細に明らかにすることは、キャリア初期看護師の職業的アイデンティティの形成を促進させる教育的支援内容を検討するためにも必要であると考える。

Ⅴ．文献検討の総括

文献検討の結果、以下のことが明らかになった。

1．看護師の経験についての研究結果から、看護実践の成功体験だけでなく、葛藤体験や患者への関わりが困難な経験から看護師は、看護観への影響を受けていることが示唆された。また、看護師が看護実践の経験を意味づけするきっかけは、その時の看護師の感情が影響していることや、看護師にとって経験を意味づけすることは容易ではないことが示唆された。しかし、看護師がその経験の意味づけをどのように捉えることによって看護観につながるのかについては明らかにされていない。

2．キャリア初期看護師を対象にした研究結果から、キャリア初期看護師は、一通りの業務ができても時間に追われ、日々の看護実践を振り返る余裕や習慣が少ないことが示唆された。またキャリア初期看護師の中には、患者の気持ちに一歩踏み込んだケアが出来ずに悩んでいるものや、実践した看護の自己評価が低い状況も示唆された。経験年数が経つにつれ、実施できる業務内容は増えるが、自ら看護実践を振り返り、看護に対する喜びや価値、自信などを含めた職業的アイデンティティの形成につなげることは難しく、自助努力だけでは限界があることが示唆された。なぜ、自助努力だけでキャリア初期看護師の職業的アイデンティティを形成させることが難しいのか、また職業的アイデンティティを形成しているキャリア初期看護師は、どのようにして形成させているのかについては明らかになっていない。

3．さまざまな尺度を用いて行われた量的研究の結果から、キャリア初期看護師の職業的アイデンティティ得点は、他の年代の看護師と比較して低いだけでなく、キャリア初期の時期には、得点の推移が大きく変化することが示唆された。これらの結果から１年目から順調に職業的アイデンティティ得点が上がるのではないこと、さらにキャリア初期の時期の職業的アイデンティティ得点の変動からも、その形成は単純ではないことが示唆された。しかし、開発されている看護師の職業的アイデンティティの測定尺度がキャリア初期看護師から作成されたものではなく、キャリア中期からキャリア後期にかけた看護師から作成されたものであるため、キャリア初期看護師の職業的アイデンティティの特徴を把握することは可能であるが、正確に捉えるには限界がある。キャリア初期看護師だけを対象に開発された尺度はなかった。

4．質的に行われた研究結果から、職業的アイデンティティは、一直線上に順調に発達するのではなく、揺らぎを繰り返しながら発達することが示唆された。しかし、これらの職業的アイデンティティの発達プロセスは、看護職としての経験が豊富にあるアメリカのCNSやキャリア中期看護師、看護管理者、助産師であり、キャリア初期看護師の職業的アイデンティティの形成プロセスについては明らかにされていない。明らかにされているアメリカのCNSやキャリア中期看護師、看護管理者、助産師の発達プロセスを用いて、看護師としての経験が少ないキャリア初期看護師の職業的アイデンティティの形成プロセスを説明するには限界がある。

以上、文献検討の結果より、キャリア初期看護師の職業的アイデンティティの形成を促進するような教育的支援体制の整備や具体的な教育プログラムの検討が必要であることが示唆された。しかし、既存の研究結果や理論でキャリア初期看護師の職業的アイデンティティの状況を正確に捉えるには限界がある。現在、キャリア初期看護師から開発された測定尺度もキャリア初期看護師の職業的アイデンティティの形成プロセスを説明する理論はない。したがって、キャリア初期看護師の職業的アイデンティティの状況を的確に捉えるためにも、本研究により看護実践の経験の意味づけからみたキャリア初期看護師の職業的アイデンティティの形成プロセスを詳細に明らかにし、その形成プロセスについて説明できる理論を構築することは必要であり、意義があるといえる。

本研究で、看護実践の経験の意味づけからみたキャリア初期看護師の職業的アイデンティティの形成プロセスを明らかにするためには、まず、予備研究において、キャリア初期看護師が看護実践の経験について豊かに語ることが可能であるかどうかを確認する必要がある。そして、語られた患者との経験の中に、キャリア初期看護師の思考や価値など、職業的アイデンティティにつながる内容が含まれているかを確認する必要があると考えた。よって、予備研究では、キャリア初期看護師が自分の看護に影響を受けたと認識した患者との経験を明らかにすることとした。

第3章　予備研究

Ⅰ．目的

キャリア初期看護師が自分の看護に影響を受けたと認識した患者との経験を明らかにすることである。

Ⅱ．研究方法

1．研究協力者

日本医療機能評価機構・病院機能評価認定病院に勤務している2年目から5年目の看護師7名である。

2．データ収集方法

データ収集方法は、研究者が作成したインタビューガイドを用いての半構造化面接法を実施した。研究協力者には、書面を用いて研究内容および倫理的配慮について説明し、同意を得られた後に面接を開始した。面接時間は、研究協力者の指定する時間から面接を開始し、所要時間は50～73分（平均60±8.6分）であった。面接場所は、研究協力者が勤務している施設内において、静寂でかつ、プライバシーの確保できる場所で行い、面接内容については研究協力者の許可を得てICレコーダーへの録音とノートへの記録を行った。研究協力者には、基本属性（年齢、経験年数、病棟の特徴、看護基礎教育課程）を確認し、インタビューガイドに従って実施した。インタビュー項目は、

「今までの臨床経験の中で、印象に残っている患者との経験について」、「その時に感じたこと」、「その経験の意味について」、「その経験以後、あなたの看護に影響があったか、その内容について」である。

3．研究期間

2010年５月～７月

4．データ分析

インタビューで得られたデータは、研究協力者ごとに逐語録を作成し、質的帰納的分析を行った。具体的な分析手順は、①逐語録を繰り返し熟読し、データの文脈にそって、データのリッチさに応じて文章または段落ごとに切片化を行った。②切片化したデータからコード化を進める過程では、生データと比較しながら抽象化を進め、ラベルをつけた。③ラベル名が生データを的確に表現できているか、ラベルと生データを比較しながらラベルの修正や変更を繰り返し行った。④類似したラベルをまとめて概念化し、カテゴリー、サブカテゴリーを導き出した。⑤導きだしたカテゴリー、サブカテゴリーをもとに次の研究協力者のコードと比較しながらカテゴリー、サブカテゴリーを精選させた。⑥精選されたカテゴリーが抽出されたところで生データとの整合性を検討した。⑦データ分析の全過程において、分析の信用性を高めるために看護研究での質的研究の経験が豊富な研究者によるスーパーバイズを受けて実施した。

5．倫理的配慮

研究にあたり、大阪府立大学看護学部の研究倫理委員会の審査を受け、研究の承認を受けて実施した（申請番号21-18）。さらに研究協力者が所属する施設の承諾を受けて開始した。研究協力者には研究目的・方法を説明し、研究への参加は自由意思であり、途中で中断することも可能であること、プライバシーの保護に関すること、データの取り扱いや録音に関することなど書面を用いて口頭で説明し、署名をもって同意を得て面接を実施した。

Ⅲ．結果

１．研究協力者の概要

研究協力者のキャリア初期看護師７名の臨床経験は、３年目が２名、４年目が１名、５年目が４名であった。年齢は24～31歳（平均25.8±2.4歳）であり、看護基礎教育課程は、看護系大学が４名と看護系短期大学が３名であった。１人の研究協力者が語ってくれた経験のケース数は、２～４ケースであり、１年目から５年目までのケースが含まれていた。カテゴリー【　】、サブカテゴリー〈　〉、コード「　」で示す。

２．キャリア初期看護師が自分の看護に影響を受けたと認識していた患者との経験

キャリア初期看護師が自分の看護に影響を受けたと認識していた患者との経験として【看護師としての力のなさを実感した】、【看護師としての喜びを感じた】、【患者や家族の理解が深まった】、【今までの関わり方では通用しないと実感した】、【患者や家族との関係性の変化を実感できた】、【自分の看護を見つめなおすきっかけになった】、【自分の看護に自信を持てた】、【看護についての考えが変わるきっかけになった】の８つのカテゴリーが明らかになった。カテゴリー、サブカテゴリーについては、表3-1に示す。

【看護師としての力のなさを実感した】は、〈難しい患者への関わり方に悩んだ〉、〈ターミナル患者の家族の精神的ケアができなかった〉、〈患者や家族の力になれなかった〉、〈上手く関わることができなかった〉のサブカテゴリーで構成されていた。キャリア初期看護師は、看護の基本的な知識不足から

表3-1　キャリア初期看護師が自分の看護に影響を受けたと認識していた患者との経験

カテゴリー	サブカテゴリー
看護師としての力のなさを実感した	難しい患者への関わり方に悩んだ ターミナル患者の家族の精神的ケアができなかった 患者や家族の力になれなかった 上手く関わることができなかった
看護師としての喜びを感じた	患者の感謝の言葉が嬉しかった 患者や家族の言葉で自分を認めてもらえた 日々のケアが患者に役立っていることに気づいた
患者や家族の理解が深まった	患者の理解が深まった 患者や家族の言葉にショックを受けた 患者や家族の気持ちに直面する
今までの関わり方では通用しないと実感した	苦手意識が伝わっていた 患者の言葉から自分の思いが伝わっていた 自分の言葉が患者に影響することに気づいた 話を聞くタイミングがあることが分かった 思い込みでなく話を聞くことが大切だと分かった 患者や家族の反応によって関わり方を変える必要があると分かった
患者や家族との関係性の変化を実感できた	患者との関係性が一段と踏み入った 自分の関わりで患者や家族の変化が実感できた
自分の看護を見つめなおすきっかけになった	家族の言葉から何が出来たのかを考えさせられた ケアよりも治療を優先している自分に気づいた 医療者の考えを優先していたことに気づいた 患者の言葉から表面的な看護に気づいた 患者や家族への関わり方を考え直した
自分の看護に自信を持てた	患者や家族の本音を引き出すことができた 家族としっかり関わることができた 自分のできることは患者にできた 患者の記憶に残る看護ができた 患者の言葉から自分の看護が間違っていなかったと確認できた 信頼されていることが実感できた
看護についての考えが変わるきっかけになった	看護師として気を緩めてはいけない 患者は看護を望んでいることが分かった 患者に寄り添い分かろうとするのが看護師 家族と関わることは患者の看護につながる

「患者への対応がわからず教科書で習った方法ばかりを考えていた」り、「腹水による痛みの緩和方法に悩む」など、まず一般的な方法がわからないという状況であった。さらに、強い痛みにより暴言をはく患者の対応の方法など〈難しい患者への関わり方に悩み〉、重症患者の家族や〈ターミナル患者の家族の精神的ケアができなかった〉という思いに駆られていた。さらに患者の重症度が高くなるにつれて、どうして関わればいいのかわからないと悩んでいた。そのような状況の中でキャリア初期看護師は、自分には「患者と家族の環境を作るぐらいしかできなかった」、「不満をぶつける患者の話を聞くことしかできない」など、自分にはこれぐらいしかできないという負の感情や“もっと何かできたのではないか”という思いという【看護師としての力のなさを実感】していた。

【看護師としての喜びを感じた】は、〈患者の感謝の言葉が嬉しかった〉、〈患者や家族の言葉で自分を認めてもらえた〉、〈日々のケアが患者に役立っていることに気づいた〉のサブカテゴリーから構成されていた。

キャリア初期看護師は、「ここまで病院で良くしてくれると思わなかった」と言われた患者の言葉や「初めて看護師になって感謝された」と実感できた経験から〈患者の感謝の言葉が嬉しい〉と感じていた。さらに、家族との関わりの中で１年目の自分に対して「看護師は年数じゃない」と言われた言葉や「あなたはがんばっているからそれでいい」と言われたことから、自分を認めてもらえた経験としてとらえていた。また「挿管中に何気なく行っていた声かけを後日患者から感謝された」ことや「IC の時に一緒に居てくれてありがとうと言われた」など患者の言葉から【看護師としての喜びを感じ】ていた。

【患者や家族の理解が深まった】は、〈患者の理解が深まった〉、〈患者や家族の言葉にショックを受けた〉、〈患者や家族の気持ちに直面する〉のサブカテゴリーで構成されていた。

キャリア初期看護師は、検査時の患者の不安言動や患者の表情から、自分が考えていた以上の思いに気づき、「インフォームドコンセントで泣いた理由や自暴自棄な考えを持っていた」ことや「医療者に希望を言ってもいいのか分からなかった」の言葉から患者の思いにショックを受けていた。また「息子の死を受け入れたくない家族の反応を目の当たりにする」場面に直面したり「患者の状態を見て取り乱す家族」や「非観的な思いと痛みの恐怖感による患者の涙」から〈患者や家族の気持ちに直面〉した場面などから【患者や家族の理解が深まった】経験としてとらえていた。

【今までの関わり方では通用しないと実感した】は、〈苦手意識が伝わっていた〉、〈患者の言葉から自分の思いが伝わっていた〉、〈自分の言葉が患者に影響することに気づいた〉、〈話を聞くタイミングがあることが分かった〉、〈思い込みでなく話を聞くことが大切だと分かった〉、〈患者や家族の反応によって関わり方を変える必要があると分かった〉のサブカテゴリーから構成されていた。

キャリア初期看護師は、日々の患者との関わりの中で患者の反応や言葉から「自分の態度で患者との関係が悪くなることを実感」し、その一方で「患者の言葉から患者に対する思いがちゃんと伝わっている」ことにも気づき、患者に〈苦手意識が伝わっていた〉ことや〈患者の言葉から自分の思いが伝わる〉、〈自分の言葉が患者に影響することに気づいた〉経験としてとらえていた。さらに、患者との関わりの中で〈話を聞くタイミングがある〉ことをつかみ、〈思い込みでなく話を聞くことが大切〉と、患者や家族と会話をすることで実感していた。さらに家族のタイプや相手の反応によって関わり方を変える必要が分かったなど、【今までの関わり方では通用しないと実感した】経験ととらえていることが明らかになった。

【患者や家族との関係性の変化を実感できた】は、〈患者との関係性が一段と踏み入った〉、〈自分の関わりで患者や家族の変化が実感できた〉のサブカテゴリーから構成されていた。

キャリア初期看護師は、「患者が望んでいたケアを実施することで、患者との会話が増えて患者との関係性が一段踏み入ったと実感できた」経験や「自分の関わりによって家族の変化が実感できた」経験から【患者や家族との関係性の変化を実感できた】ととらえていた。

【自分の看護を見つめなおすきっかけになった】は、〈家族の言葉から何が出来たのかを考えさせられた〉、〈ケアよりも治療を優先している自分に気づいた〉、〈医療者の考えを優先していたことに気づいた〉、〈患者の言葉から表面的な看護に気づいた〉、〈患者や家族への関わり方を考え直した〉のサブカテゴリーから構成されていた。

キャリア初期看護師は、患者が亡くなり見送る時の家族の感謝の言葉から、〈家族の言葉から何が出来たのかを考えさせられた〉と意味づけしていた。そして、患者や家族との関わりから、自分は患者や家族の思いよりも「薬による看護を重視していたことに気づき」、〈ケアよりも治療を優先している〉ことや〈医療者の考えを優先していたことに気づい〉ていた。また「患者に対して看護師として偉そうに」対応していることや「仕事の慣れから流すコミュニケーションになっていた」など、〈患者の言葉から表面的な看護に気づいた〉経験から【自分の看護を見つめなおすきっかけになった】経験として捉えていた。

【自分の看護に自信を持てた】は、〈患者や家族の本音を引き出すことができた〉、〈家族としっかり関わることができた〉、〈自分のできることは患者にできた〉、〈患者の記憶に残る看護ができた〉、〈患者の言葉から自分の看護が間違っていなかったと確認できた〉、〈信頼されていることが実感できた〉のサブカテゴリーから構成されていた。

キャリア初期看護師は、「患者が予後宣告で自殺しようと思った本音を聞き出すことができた」と思えたことや「家族の話を時間をかけて聞く状況を作ることができ感謝された」ことから〈患者や家族の本音を引き出すことができた〉ととらえていた。そして「認知症患者の家族とコミュニケーションを多く取ろうと意識して実践できた」、「重症患者の入院から死亡まで家族としっかり関われた」などから〈家族としっかり関わることができた〉と自己評価をし、〈自分のできることは患者にできた〉という思いや患者の言葉から〈患者の記憶に残る看護ができた〉と捉えていた。「患者との信頼関係ができ退院後に毎回、病棟に来て近況を報告してくれるようになった」変化から〈信頼されていることが実感できた〉経験としていた。

【看護についての考えが変わるきっかけになった】は、〈看護師として気を緩めてはいけない〉、〈患者は看護を望んでいることが分かった〉、〈患者に寄り添い分かろうとするのが看護師〉、〈家族と関わることは患者の看護につながる〉のサブカテゴリーから構成されていた。

キャリア初期看護師は、どんな患者に関わる時にも〈看護師として気を緩めてはいけない〉と思い、患者との関わりから〈患者は看護を望んでいることがわかった〉ととらえていた。そして「患者に寄り添うような意思や分かろうとするのかが看護師だと」いう思いや「忙しい中で、どれだけ患者の話を聞けるかが看護師として重要」といった〈患者に寄り添いわかろうとするのが看護師」という考えに変化していた。さらに「家族を気遣う会話から家族との関係が深まる」、「家族と関わることは患者の看護につながっていると思った」など〈家族と関わることは患者の看護につながる〉といった自分の【看護についての考えが変わるきっかけになった】経験として捉えていた。

Ⅳ. 考察

キャリア初期看護師は、関わりが難しい患者だけでなく、比較的に関わりやすい患者との経験についても多く語られていた。しかし、特に1年目の看護師は、自分の知識や技術では対処できないような患者への関わり方に悩むだけでなく、初めて担当した患者との関わりについて強く印象に残っていた。しかし、多くの看護師はターミナル患者やその家族との関わりから自分の看護に影響を受けた経験として捉えていた。齊藤（2009b）は、経験年数が少ない時期ほど忘れられない経験があり、その忘れられない経験の73%がターミナルに関する経験であることを明らかにしている。ターミナル患者や家族との関わりの経験から看護師は、さまざまな影響を受けていた（名越ら, 2005；諸江ら, 2005）。キャリア初期看護師が自分の看護に影響を受けたと認識していた患者との関わりの期間は、短期間から入退院を含め数年にわたり長期間に及んでおり、単に関わりの時間の長さだけでは言えないことが示唆された。キャリア初期看護師は、患者や家族への関わり方に悩みながらも、患者より自分を優先してしまう自分を客観的に捉え、看護師としての力のなさに直面していた。そして患者や家族の表情や言葉から、看護師として患者に関心を抱き始め、患者との関係性の変化を実感していた。これらはキャリア初期看護師が看護師として形成していることが伺える特徴であると考えられる。

Ⅴ．予備研究から本研究への課題

予備研究の中で、キャリア初期看護師が自己の看護実践の経験について豊かに語ることが可能であると確認できた。これは看護師の認識についてディープインタビューを行っている質的研究の多くが、キャリア中期の看護師を対象にしているため、リッチなデータを得ることが難しいのではないかと危惧していたが、十分可能であると確認することできた。そして結果からは、【患者や家族との関係性の変化を実感できた】というカテゴリーから患者や家族への関心が高まっていると考えられ、【今までの関わり方では通用しないと実感した】、【自分を見つめなおすきっかけとなった】というカテゴリーから自分のケアの在り方や考え方などを見直すきっかけになっていると考えられる。さらに【自分の看護に自信が持てた】、【看護についての考えが変わるきっかけになった】から職業的アイデンティティの形成につながりうる内容が含まれていると考えた。

予備研究では、キャリア初期看護師が自分の看護に影響を受けたと認識している患者との経験を明らかにすることができた。この中にはキャリア初期看護師の考え方や価値の変化が含まれており、職業的アイデンティティの形成につながる内容が含まれていると考えられた。よって本研究では、グラウンデッド・セオリー・アプローチを用いて、キャリア初期看護師の看護実践の経験の意味づけがどのように職業的アイデンティティの形成につながるのか、そのプロセスを明らかにする必要があると考えた。

第4章　研究方法

文献検討および予備研究の結果、キャリア初期看護師の職業的アイデンティティの形成を促進するような教育的支援体制の整備や具体的な教育プログラムの検討が必要であることが示唆された。しかし、既存の研究結果や理論でキャリア初期看護師の職業的アイデンティティの状況を正確に捉えるには限界がある。よって、本研究により看護実践の経験の意味づけからみたキャリア初期看護師の職業的アイデンティティの形成プロセスを詳細に明らかにし、その形成プロセスについて説明できる理論を構築することが必要である。

Ⅰ．グラウンデッド・セオリー・アプローチについて

1．シンボリック相互作用論

シンボリック相互作用論は、アメリカの哲学者 G.H. ミードを始祖とし、1920年代から1930年代のシカゴ学派社会学において成立したものである。シンボリック相互論は、人間の意味付与を重視し、人間の行為が意味・解釈を通じて形成されると考えており、行為者の内的世界を行為者の立場にたって探り、人間のあり方を解明しようとするものである（船津ら, 1995）。Blumer（1969）はシンボリック相互作用論の前提として3つ示している。第一に、人間はものごとに対して付与する意味にもとづいて行為するものであり、第二に、その意味は社会相互作用過程において生み出されるものであり、第三に、意味は人間によって解釈されるものである。したがって人間は、その解釈にもとづいて自己の行為を形成し、独自の行為を主体的に展開し、そして社会はその人間の行為によって形成される動的なものとしている。さらに

Blumer（1969）は、人間は状況に直面し、そこで対処しなければならない対象に注目し、それを解釈し評価する。そして行為を構成する。人間は自己であり、自分自身との相互作用（self-interaction）を通じて、行為を解釈しあい構成していく主体であると述べている。

2．グラウンデッド・セオリー・アプローチ

グラウンデッド・セオリー・アプローチは、シンボリック相互作用論を基盤としており、独自の理論を構築する研究方法として、特に社会的なプロセスを含む場合に有効といわれている（戈木, 2006・2008；Strauss＆Corbin, 1990）。グラウンデッド・セオリー・アプローチは、データに基づいて（grounded）分析を進め、データから概念を抽出し、概念同士の関係づけによって研究領域に密着した理論を生成しようとする研究方法の一つであり（戈木, 2006）、ひとまとまりの社会的現象について、社会や他者との相互作用の中で、その人が自分の経験をどう意味づけるのか、どう感じるのか、そしてそれに基づいてどう行動するのかを複数のカテゴリー（またはカテゴリーとサブカテゴリー）を使って包括的に捉える（戈木, 2008）。さらに現象の構造とプロセスを捉えることによって、ある状況から異なる状況に変化するプロセスを多様なバリエーションを含めて把握しようとするものである（Strauss＆Corbin, 1990）。グラウンデッド・セオリーでいう理論は、規模の大きな、または抽象度の高い現象とプロセスを把握し、ある状況をある人たちがどう捉え、どう反応するのか、どのような行為／相互行為や出来事が起こるのかを説明するとともに、今後何が起こるのかを捉えようとするものである（戈木, 2006）。グラウンデッド・セオリー・アプローチにおける分析の最終目標は、研究領域に密着した理論を作り上げることである。現象の構造とプロセスは、「状況（condition）」、「行為／相互行為（action/interaction）」、「帰結（consequence）」のパラダイムによって理解することができる（戈木, 2008）。そして現象がダイナミックに変化していく様は、Strauss＆Corbin（2008）が示したように、

帰結が次の状況の一部になる相互交差を含む、行為／相互行為の連続体として説明できる。

３．グラウンデッド・セオリー・アプローチの特徴および分析方法

グラウンデッド・セオリー・アプローチは、データと分析者の意味の解釈という相互作用が重要であり、この相互作用を基にして分析の焦点を定め、次の調査対象を決定するという理論的サンプリングによるデータ収集とデータ分析を交互に繰り返して結果を蓄積していくことが大きな特徴である（戈木, 2006）。グラウンデッド・セオリー・アプローチは、"絶えざる比較法（The constant comparative method of analysis）" とも呼ばれ、継続的比較と問を発することの２つが概念に正確さと明確さを与えるのに有用である（Strauss＆Corbin, 1990）。

グラウンデッド・セオリー・アプローチの分析は、オープンコーディング（Open Coding）、軸足コーディング（Axial Coding）、選択的コーディング（Selective Coding）という３つのコーディングから成り立ち、これらのコーディングを通してカテゴリー（概念）を見出し、カテゴリー同士の関係によって現象を把握し、理論を作り上げる（戈木, 2006）。さらに、理論を公式化することにかかわる分析の記録として、コードノート（code notes）、理論的ノート（rheoretical notes）、操作的ノート（operational notes）の３つのノートがある（Strauss＆Corbin, 1990）。コードノートとはコードの実質的中身であり、理論的ノートとは、分析者の考えやアイディアを発展的・サマリー的に書いたものである。操作的ノートとは、データ収集の進め方やインタビューのコツなどを記載したものである（山本ら, 2002）。

オープンコーディングでは、切片化されたデータからプロパティとディメンションを抽出し、ラベルをつける作業である。ラベルが生データと比べて適切であるかを繰り返し確認していく（戈木, 2006）。軸足コーディングは、１つのカテゴリーと複数のカテゴリーを関連付け、現象を説明できることを

目指す。軸足コーディングでは、一つのカテゴリーと複数のサブカテゴリーをプロパティとディメンションによって関係づけて現象をあらわしていく(戈木, 2006)。軸足コーディングでは、Strauss＆Corbin（1998）が示す「状況(condition)」、「行為／相互行為（action/interaction)」、「帰結（consequence)」の3要素から構成されるパラダイムモデル（Strauss＆Corbin, 1998）を用いて行われる。選択的コーディングは、軸足コーディングによってカテゴリーとサブカテゴリーで説明できた現象をいくつも集めて、より大きな現象をカテゴリーとコアカテゴリーで説明し、理論を統合し緻密性・洗練するプロセスである（戈木, 2006；Strauss＆Corbin, 1998)。

グラウンデッド・セオリー・アプローチにおける研究の最終は、理論的飽和である。理論的飽和とは、データ収集と分析を行っても概念化そのものにほとんど新たなものを加えることはない状態をいう（Strauss＆Corbin, 2008)。加えて、カテゴリーやサブカテゴリーとの関係をプロパティとディメンションによって詳細に把握できていることである（戈木, 2006)。

4．グラウンデッド・セオリー・アプローチを選択した理由

グラウンデッド・セオリー・アプローチは、人間の主観的側面を重視し、社会や他者との相互作用の中で、その人が自分の経験をどう意味づけるのかなど包括的に捉えて、現象の構造とプロセスを把握しようとするものである(戈木, 2008)。本研究は、キャリア初期看護師と患者との関わりという相互作用が含まれる看護実践の経験を重視し、その経験の意味づけからキャリア初期看護師の職業的アイデンティティがどのように形成しているのか、その構造とプロセスを明らかにしようとしている。よって、看護実践の経験の意味づけからキャリア初期看護師の職業的アイデンティティの形成プロセスを明らかにする方法として、シンボリック相互作用論を基盤としているグラウンデッド・セオリー・アプローチで行うことは適切であると考える。

Ⅱ．研究方法

本研究は、キャリア初期看護師を対象に、Strauss＆Corbin（2008）の示したグラウンデッド・セオリー・アプローチの手法を用いて実施した。本研究においてもデータ収集と分析は並行で行い、時系列で進む3段階のプロセスを実施した。データ収集および分析のプロセスについては、表4-1に示すとおりである。

1．研究協力者

研究協力者は、近畿圏内にある日本医療機能評価機構・病院機能評価認定病院に勤務する2施設（以下、A施設、B施設とする）のキャリア初期看護師とした。A病院は、がん地域支援病院、かつ地域中核病院であり、看護師の離職率が県内水準より低く、教育体制としてプリセプターシップ制度およびキャリアラダーによる教育を実施している。B病院は、特定機能病院であり、がん診療連携拠点病院である。教育体制は、プリセプターシップ制度およびクリニカルラダーによる教育を実施しており、A施設と比較して病床数も約2倍の規模であり、キャリア初期看護師の占める割合も多い施設である。

研究協力者の選択は、第1段階はA病院の一般病棟のキャリア初期看護師、第2段階はA病院の第1段階と異なる病棟で勤務している経験年数の異なるキャリア初期看護師、第3段階はB病院の一般病棟に勤務しているキャリア初期看護師とした。結果の適合性および真実性の確認については、キャリア中期看護師およびキャリア初期看護師の現任教育を長年担当している看護管理者に実施した。

表4-1　データ収集

<table>
<tr><th></th><th>データ収集方法（1．研究協力者、2．方法、3．期間、4．インタビューガイド）</th></tr>
<tr><td>第1段階</td><td>1．A病院のキャリア初期看護師7名
2．半構成的面接法
3．平成24年2月から4月
4．①今までの臨床経験の中で、印象に残っている患者さんとの経験をその時の感情も含めて詳しく教えてください
②この経験は、あなたにとってどのような意味があったと思いますか
③経験している当時は、この経験をどのように捉えていましたか
④この経験において、あなたが重視していたことは何ですか。その理由についても教えてください
⑤この経験は、あなたの看護に影響しましたか。それはどのようなことですか
⑥この経験以後、あなたの看護に変化はありましたか。それはどのようなことですか</td></tr>
<tr><td>第2段階</td><td>1．A病院の経験年数が異なるキャリア初期看護師7名
2．半構成的面接法
3．平成24年11月から平成25年2月
4．上記①～⑥
⑦日頃の看護で最も重視していることについて教えてください
⑧現在、あなたが患者さんに行う看護ケアで最も重視していることや大切にしていることは何ですか
それは今までの中で変化していますか
⑨生成された概念や仮説に関連した問いについて
（例：別の看護師は○○と語っていたが、あなたの場合はどうかなど）</td></tr>
<tr><td>第3段階</td><td>1．B病院のキャリア初期看護師6名
2．半構成的面接法
3．平成26年10月から平成27年2月
4．上記①～⑨
⑩今までの看護経験を振り返ると、看護師としての自分の捉え方は変化していますか、変化していませんか。変化している場合は、いつ頃からどのように変わりましたか
⑪モヤモヤしている経験や気がかりな経験はありますか、可能であれば詳しく教えてください</td></tr>
<tr><td>結果の適合性

真実性の確認</td><td>1．キャリア初期看護師の継続的に現任教育に携わっている教育担当の看護管理者2名と8年目看護師1名
2．半構成的面接法
3．平成27年10月から11月
4．生成された理論で、キャリア初期看護師の職業的アイデンティティの発達プロセスが説明できるか、納得できるか</td></tr>
</table>

と分析のプロセス

コーディングプロセス	理論的サンプリングの根拠となった概念や仮説	
オープンコーディング	・第１段階の分析より、｛患者の様子が気になる｝、｛何かしなくてはという思い｝、｛患者から喜ばれた｝、｛患者の役に立てた｝などの多くの概念が得られた。１年目の看護実践の経験から自分の行為の意味づけが多いという特徴が示唆された。日々、重視している点と職業的アイデンティティが一致するのか ・異なる病棟で勤務している２年目と４年目の看護師を中心にリクルートを行う	・受け持ち患者の事例が多いため患者への関心が向くのか、その日の担当患者ではどうか ・患者との会話の量による差はあるか ・突発的な場面の意味づけに特徴はあるか、経験年数の違いはあるか意味づけに影響すること何か
オープンコーディング 軸足コーディング	・患者や家族からの感謝の言葉や態度から〈未熟な自分でも役立てた〉、｛看護師として役立てた｝という職業的アイデンティティにつなげていた ・職業的アイデンティティにつながるケースの特徴として、｛患者の思いを引き出す｝ことができるかが大きい ・｛悔いが残っている｝という概念から、今までの経験の中で、モヤモヤした経験はあるか、どのような経験か、どのような意味づけをしているか、それは職業的アイデンティティにはつながるのか	・ケアの頻度が患者や家族との関係性を作りだす要因なのか、ケアの頻度が少ない患者ではどうか。 ・患者からのフィードバックがなければ、どのよう意味づけをするのか、どの時点での患者や家族からのフィードバックが最も意味づけにつながるのか ・意味づけの視点は何か、それによって職業的アイデンティティは異なるのか
オープンコーディング 軸足コーディング 選択的コーディング	・看護実践の経験の振り返りの有無が要因として示された ・概念においては、施設の違いはなかった ・新たな概念の出現がないことが確認できたため理論的飽和に至ったと考えた	・全てのキャリア初期看護師にいえるのか、手術室や集中治療室、救急室など、患者との関わりが比較的少ない職場環境では異なるのか、同じなのか、看護職以外の社会人経験がある場合やすでに退職している場合はどうか
	・面接の結果、分析結果に違和感なく、理解できることが確認できた。 ・Strauss＆Corbin（2008）の示す理論的飽和の基準と照合し、基準をみたしていると判断できた	・長年、現任教育に携わり、多くのキャリア初期看護師への指導を行い、キャリア初期看護師の発達をみてきた教育担当の看護管理者

2．データ収集方法

データ収集方法は、研究協力者の患者との関わりを中心とした看護実践の経験について、患者の状況や経過だけでなく、キャリア初期看護師の思いや考え、行為についてリッチなデータを得るために半構成的面接法を採用した。インタビューは、プライバシーが確保できる個室で行い、研究協力者が緊張することなく経験を十分に語ることができるように勤務時間外に実施し、傾聴することに努めた。インタビューは、研究協力者の許可を得てICレコーダーに録音し、インタビュー内容を正確に把握するためにも、看護師の表情やしぐさなどの非言語的情報も併せて記録した。看護師の属性についてのデータは、自記式質問紙を併用した。

インタビュー内容については、第1段階ではインタビューガイドに沿って実施した。

インタビュー内容は、下記の①〜⑥であった。

①今までの臨床経験の中で、印象に残っている患者さんとの経験をその時の感情も含めて詳しく教えてください。

②この経験は、あなたにとってどのような意味があったと思いますか。

③経験している当時は、この経験をどのように捉えていましたか。

④この経験において、あなたが重視していたことは何ですか。その理由についても教えてください。

⑤この経験は、あなたの看護に影響しましたか。それはどのようなことですか。

⑥この経験以後、あなたの看護に変化はありましたか。それはどのようなことですか。

GTAがとらえたいものは、ある状況が異なる状況に変化する時のプロセス（戈木, 2014）であり、類似した看護実践の経験内容であっても、そのキャリア初期看護師が、その時にどのように感じ、どのような意味づけをして、どのような職業的アイデンティティにつながったのかというパラダイムを把握することが必要である。よって、第1段階では、キャリア初期看護師の看護実践の経験を詳細に捉えることが必要だと考えて①を設定した。①で語られた看護実践の経験は、キャリア初期看護師の中で自分の考えや行動に影響を受けたと認識している看護実践の経験（予備研究；中納, 2010）であり、キャリア初期看護師の職業的アイデンティティの形成になんらかの影響を与えた節目にあたる経験とも考えられる。よって、それぞれの研究協力者から語られた1～3例の看護実践の経験から意味づけと職業的アイデンティティが次の看護実践の経験にどのようにつながり、意味づけや職業的アイデンティティがどのように変化しているのかを分析することで、そのキャリア初期看護師の職業的アイデンティティの形成プロセスをつかむことが可能であると考えた。②③の質問は、①の中で語られた意味づけを再確認する質問であり、意味づけに食い違いはないか、辻褄があっているかなど確認するための意図もあった。①で語られた意味づけと②③の意味づけに食い違いがある場合は、失礼にならないように気をつけながら、はっきりと質問し、正確に理解するように努めた。

また、過去を振り返って看護実践の経験を語っているので、その意味づけが、経験した時点の意味づけであるのか、今の時点での意味づけなのかを確認するために、研究協力者の語りが曖昧な場合は「（経験した）当時もそのように思っていたのか」などの質問を実施した。④は、キャリア初期看護師の看護実践の経験の意味づけから職業的アイデンティティの形成プロセスを確認する質問である。⑤⑥の質問では、語られた看護実践の経験以後、キャリア初期看護師の何が、どのように変化したのかを問うており、その変化が、次に語られた看護実践の経験に活かされているのかなど確認しながらインタビューを進めた。

第2段階では、第1段階の①～⑥に質問⑦⑧⑨を追加して実施した。

⑦日頃の看護で最も重視していることについて教えてください。

⑧現在、あなたが患者さんに行う看護ケアにおいて、最も重視していることや大切にしていることは何ですか。それは今までの中で変化していますか。

⑨生成された概念や仮説に関連した問いについて

（例：別の看護師は○○と語っていたが、あなたの場合はどうかなど）

第２段階では、キャリア初期看護師の職業的アイデンティティの視点を変えて問う内容である⑦⑧を追加し、⑦⑧①～⑥の順序で実施した。⑦⑧の問いを最初に実施した理由は、日頃の看護で最も重視している内容⑦⑧が①の看護実践の経験の中に含まれているか、内容は一致しているか、また⑧の内容と看護実践の経験の意味づけから得た職業的アイデンティティを示す④⑤の内容が食い違っていないか、職業的アイデンティティのあるべき論になっていないかなどを確認するためであった。多くの研究協力者で語られた⑧の内容は、①での看護実践の経験にも含まれていることが確認でき、さらに⑤、⑥の内容とほぼ一致していることが確認できた。よって、看護実践の経験の意味づけから形成された職業的アイデンティティであると判断できた。第１段階では、｛悩んだ｝という概念が抽出され、この意味づけは、自分の関わり方に｛悩んだ｝のか、患者や家族の状況に｛悩んだ｝のか、何に対してどのような意味づけなのか、キャリア初期看護師によって異なり、それに伴い職業的アイデンティティが異なっていた。よって、①の看護実践の経験の語りの中で｛悩んだ｝という概念が出てきた場合は、｛悩んだ｝という概念に対して⑨の質問を実施した。さらに、｛悩んだ｝の理論的比較として｛悩まない｝という概念から、悩むことが少ないと考えられるクリニカルパスの患者では｛悩む｝ことがないために、患者に関心が向きにくい、患者との会話も必要最低限になるという仮説をたてた。そこから、クリニカルパス患者との関わりで｛悩み｝、会話、患者への関心、患者との関わりについて記憶しているか（印象に残っいるか）など、研究協力者の語りの内容に合わせて⑨の質問を実施した。また、｛患者や家族との会話｝の量や｛患者に関わる頻度｝

がキャリア初期看護師の看護実践の意味づけに影響していると考えられたため、①において｛患者や家族との会話｝や｛患者に関わる頻度｝に関するフレーズが語られた時に質問を行い、会話の量が少ない患者や関わりの頻度が少ない患者ではどうなのかなどの質問を加えた。さらに、｛消化できていない｝という意味づけの概念が生成された。｛消化できていない｝は、｛悔いが残っている｝という意味づけを伴う事例と伴わない事例があり、職業的アイデンティティも異なっていた。｛消化できていない｝｛悔いが残っている｝という経験は、研究協力者が率先して語りにくいと考えられるが、｛消化できていない｝｛悔いが残っている｝という経験があるのか、どのような経験から意味づけされているのか、この概念に影響する要因はなにか、この概念からどのような職業的アイデンティティにつながるのか、などの問いが生じた。

第3段階では、第2段階と同じ⑦⑧①～⑨の項目についてインタビューを進めたが、⑨生成された概念や仮説に関連した問い（例：別の看護師は○○と語っていたが、あなたの場合はどうかなど）について重点的にインタビューした。｛消化できていない｝という概念は、｛消化できていない｝｛悔いが残っている｝経験と表現するとネガティブな印象が強いため、“モヤモヤした”“気がかりな”としてネガティブな経験だけでないという含みを持たせた表現として“モヤモヤした経験”や“気がかりな経験”があるのか、そのような経験がある場合、差し支えなければ語ってほしいことを①の質問に加えて聞いた。さらに、⑩今までの看護経験を振り返ると、看護師としての自分の捉え方は変化していますか、変化していませんか。変化している場合は、いつ頃からどのように変わりましたかだけでなく、1年目から経験年数ごとに振り返って、その時の自分の状況（仕事の仕方や考え方など）、看護についての状況なども追加して質問した。⑩の質問は、3年目の研究協力者であれば1年目、2年目、3年目の自分の仕事の状況や患者への思いなどを確認するものであった。この質問は、研究協力者の状況が、看護実践の意味づけや職業的アイデンティティに影響しているのではないかと考えて質問した。

また、第１～３段階において、研究協力者が語った内容を研究者が正しく理解できているか、適宜、インタビュー中に「先ほど話してくださったことは、○○でしょうか？間違いないですか」などの確認を入れながら実施した。さらに、各段階においてメンバーチェッキングを実施した。

３．分析方法

本研究は、キャリア初期看護師を対象に、Strauss＆Corbin（1998）が示した手法を用いて行い、オープンコーディング、軸足コーディング、選択的コーディングを通じてカテゴリーを見出し、カテゴリー間の関係によって現象を把握し、理論を生成した。さらに、コーディングと並行して、コードノート、理論的ノート、操作的ノートへの記述を行った。データ収集と分析は、表4-1で示すように並行で行い、理論的サンプリングによって導かれた時系列で進む３段階のプロセスを経た。

第１段階は、インタビューで得られたデータをケース毎に逐語録を作成した。逐語録を繰り返し熟読し、データの文脈にそってラインバイラインで切片化し、データに忠実に、かつ発想を広げながらオープンコーディングを行った。オープンコーディングの一例を表4-2に示す。オープンコーディングでは、ラベルが生データを的確に表現できているか、プロパティとディメンションと併せて比較検討しながら修正・変更を繰り返し行った。さらに、5W1H や比較分析の視点となるような問いを立てながら、コードノート、理論ノート、操作ノートに記述しながら分析を進めた。キャリア初期看護師は、入退院を繰り返している受け持ち患者でも関わりの頻度や患者の状況によっては、ほとんど記憶に残っていなかった。キャリア初期看護師は、{病状の悪化}、{患者の苦痛に対する言動}、{いつもと違う患者の表情} などがきっかけとなって {悩む} ことが意味づけにつながっているのではないかと考えられた。また、{患者からの感謝の言葉} が意味づけや職業的アイデンティティに影響しているのではないかとオープンコーディングの分析から示唆された。さらに、ケース毎にパラダイムである「状況（condition）」、「行為／相互行為（action/interaction）」、「帰結（consequence）」、意味づけ、職業的アイデンティティの関係を捉えるために、コードレベルで図式化を繰り返し行った。ケース毎の図式化の一例を図4-2に示す。オープンコーディングとケース毎の図式化による分析から、1年目の経験として語られた事例の意味づけの類似点として、“自分が患者に行った行為にはこういう意味があった”という自分の行為の解釈や理解を示すものが多いことが示唆された。また、突発的な困難な場面や患者の攻撃的言動や否定的態度での関わりの経験は、1年目や2年目の経験として語られた事例に比較的多く、看護師としての自信を損なうネガティブな職業的アイデンティティにつながっているものが多かった。さらに、軸足コーディングのために比較すべき事柄や問いを理論ノートや操作ノートに記載した。

第2段階は、第1段階と同様にオープンコーディングを行い、ケース毎の図式化を行った。ケース毎の図式化から気づいた事柄を理論ノートや操作ノートに記述するとともに、看護師の状況や意味づけに影響する要因、職業的アイデンティティに影響する要因にも注目して分析を進めた。看護師の状況としては、{ケアや処置が多い患者}、{受け持ち患者}、{ターミナル患者}の事例など、類似している事例の行為や意味づけ、職業的アイデンティティの比較を行った。意味づけに影響する要因としては、{悩む}、{先輩看護師の言葉}、{患者や家族の言葉や態度}、{患者や家族との会話の内容}、{患者や家族との関係性} などが示された。職業的アイデンティティに影響する要因は、{患者や家族の変化}、{患者や家族の肯定的な言葉や態度} などがあった。また、{消化できていない} という概念が生成された。これらの概念を含む事例を比較すると、{悔いが残っている} という概念が伴う事例と、伴わない事例があり、職業的アイデンティティも異なっていた。そして、研究協力者から語られた事例は、経験年数によって意味づけや職業的アイデンティティが異なっていた。語られた事例の時期を軸にして軸足コーディング

表4-2　オープンコー

NO	生データ
19	Q：差し支えなければ、今言って頂いたうまくいかなかった、つらかった、モヤモヤした経験はどんな経験ですか、どんなことがつらいなって感じられたんですか？
20	A：私がプライマリーで持っていた患者さんなんですけど、最初はケモとか行って腫瘍も小さくなってよかったんですけど、でもやっぱり再発して亡くなってしまうっていう過程をたどってしまったんです。その時に何かお母さんとの関係も結構うまくいってて、あとからも病棟に来てくれるようなお母さんで、まあそれはうまくいった事例ともやもやしている事例で両方なんですけど、「もうちょっと何かできひんかったんかな」とか、お母さんに声を掛けてあげたのも「追い詰めてなかったかなあ」とか、いろいろとあとからあとからドーンと沈む時があったんですけどね。
21	Q：もしそのプライマリーの患者さん、子どもさんがね、まあ再発って、まあ理想的な回復じゃなかったってことですよね？で、その子どもさんはどうなったんですか？最終。
22	A：亡くなってしまって……
23	Q：もし亡くならなければ、もしかしたら「もうちょっと何とか」とかっていうのは違った可能性というのは？亡くなってしまったから「あの時もっとこうすれば」っていうふうに思ってしまうってことはあるんでしょうか。
24	A：うーん、亡くなったからっていうわけでもないですけど、でもまた検査入院とかで来て「あの時こうやったね」とか「あの時頑張ったよね」っていう思い出をもうしゃべられないというか「もう会うことはできないや」っていうのがあるので、「何かもうちょっとできひんかったかなあ」とか、もう１回検査入院で来はるとかやったら「次の検査入院の時はこうしてあげよう」とか「何かもうちょっと改善して提供できるんかな」とか、ちょっと難しいんですけど。
25	Q：ニュアンスはすごくわかります。ほかのナースも同じような感じで言われてたケースがあって、やっぱり「もうちょっと何かできなかったかな」とか。で、そのナースが言っていたのは「もし先輩だったりしたら違ったんじゃないかな」とか、その方もそのケースのモヤモヤが残っていて「それがずっと引っ掛かってる」って言われてる方がいらっしゃったのですが、Ａさんはどうですか。

ディングの一例

コード	コードノート・理論ノート・操作的ノート
1）プライマリーで持っていた患者	
2）患者が再発して亡くなった	経過が順調ではない患者→患者が亡くなるケース。
3）うまくいった事例ともやもやしている事例で両方	このケースの意味づけとして、うまくいったこととももやもやしたことが混在している。単純に意味づけできないケースなのか
4）もう少し何かできなかったかと後から落ち込む	もやもやの中身→「もう少し何かできなかったのかと」→この表現は他のデータもあり、看護師としての自分の在り方に落ち込んでいる。この表現が、自分にリフレクションを引き起こす一つのきっかけではないかモヤモヤしたケースの表現としてある。
5）母親に声を掛けたが追い詰めてなかったかと落ち込む	家族への対応がよかったのか振り返っている。モヤモヤしている意味づけ→自分の対応（看護師として）について振り返っている。自分の対応について、振り返ることが職業的アイデンティティにつながるのではないか。①振り返る②自分の対応（看護師として）、もっとできたことがあるのではないかという視点。
	家族への対応がよかったのか振り返っている。モヤモヤしている意味づけ→自分の対応（看護師として）について振り返っている。自分の対応について、振り返ることが職業的アイデンティティにつながるのではないか。①振り返る②自分の対応（看護師として）、もっとできたことがあるのではないかという視点。
患児は亡くなった	
	患者の帰結→：患者が亡くなった。患者が亡くなっていなれけは、意味づけは異なるのか？患者が重症化したケースとの違いはあるか比較する。
1）患者が亡くなったからではない	“もう少しできたのではないか”という表現は、いくつかのデータがある。この視点で振り返ることが、ポイントではないか。この視点は、看護実践の経験の内容を客観的に、俯瞰的にとらえ、この経験から何かを引き出そうとしていると考えることができる。また次の患者（ケース）に活かそうともとれる。振り返りのきっかけについて探る。この視点でふりかえったケースの共通点があるのでは？（看護師の特徴なのか、場面の特徴なのか）。
2）患者が亡くなったので会うことが出来ない	
3）もう少し何かできなかったのかと落ち込む	
4）患者が亡くなったのでその患者に活かすことができないので落ち込む	
	〈メモ〉振り返る視点としては、①「先輩が担当なら、…」と②「自分がもっと…、」の2つある。①「先輩が担当なら、…」では、1年目・2年目に多く、②「自分がもっと…、」は、3年目以降（？）ではないか。この2つの振り返り（意味づけ）の視点でつながった職業的アイデンティティの特徴はどうか、看護師の特徴はどうかを分析していく。
	〈メモ〉“引っかかる”のは→①患者が回復過程をたどらなかった（急変）、②順調ではなかった、③患者の希望を叶えられなかった→①②③から看護師としての自分、看護師としての役割が果たせたのか、という問いが生まれるのでないか→その問いに対して、職業的アイデンティティは発達するきっかけになるのではないか。〈看護師としての自分に向けての問い〉につながる意味づけがなされているかどうかではないだろうか。

ケースの概要

看護師は、自分で抱え込んでしまう酸素療法をしている患者の表情がいつもと違う暗
車椅子で酸素をしながら患者と散歩を行い、空を見上げ何気ない会話をした。散歩後
が患者の記憶に残っていたことを他の看護師から聞かされた。看護師（A）、やって

ケース時の看護師の状況

・「1 年目だったので、すごく疲れていた」（①-104）
・「もうすごい看護がしんどいと思って」

ケース毎の図式

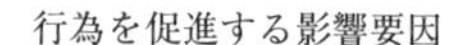

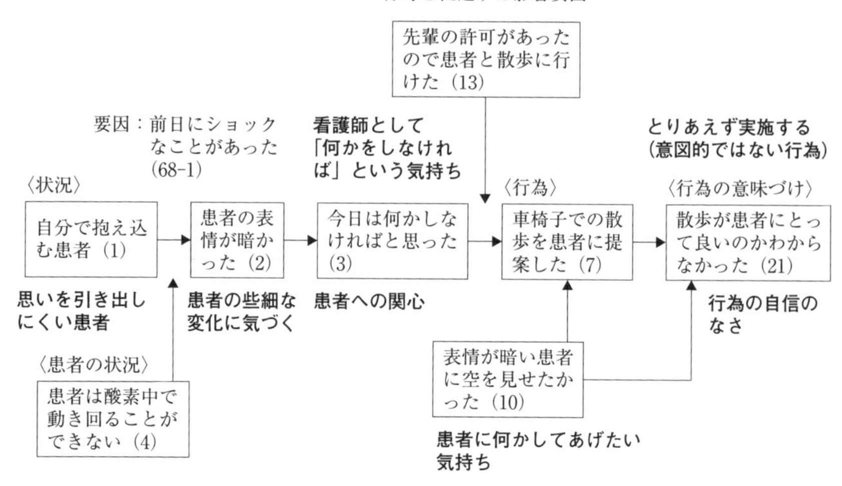

このケースからいえること（考えられること）

・このケースは、〈患者の変化に気づき〉→〈患者のことがちょっと気になる（関心を
化に気づき〉→〈患者のことがちょっと気になる（関心を向ける・関心を持つ）〉こ
という感覚的な意味づけが重要であり、1 年目の特徴ではないか？
・〈気づき〉→〈行為〉→〈帰結〉→〈行為の意味づけ〉→〈看護の価値〉につながっている
う発見をさしており、これはキャリア初期の中でも初期段階の Ns のパターンでは
・「先輩からの許可」は、1 年目 Ns にとって〈行為〉につながるか否かが大きく左右する。
のも初期段階の Ns の特徴。

図4-2　ケース毎

いことに気づいた。業務を調整し、先輩から許可を得て、患者を散歩に行く提案をした。
から患者の表情が変わり、患者から感謝の言葉を受けた。後日、自分の関わり（散歩）
（散歩）よかったし、うれしかったと語った。

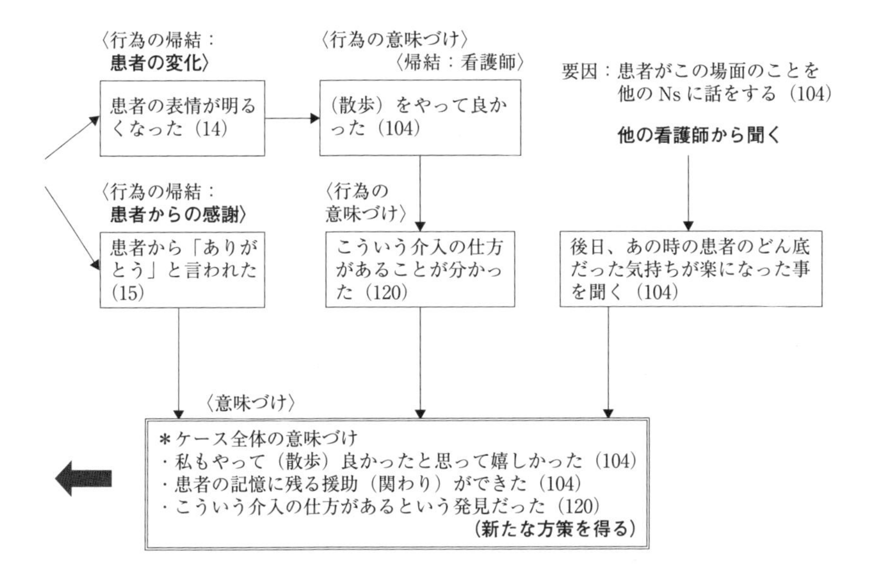

向ける・関心を持つ）〉ことから始まっている。このケースは 1 年目であり、〈患者の変
とが〈行為〉につながる要因の一つだと考える。この〈患者のことがちょっと気になる〉

と考える。〈行為の意味づけ〉とは、自分が行った行為にはこういう意味があったとい
ないか。
先輩 Ns の言動（許可など）が看護師の行動や思考に大きく影響する（影響をうける）

での図式化の一例

によるカテゴリー化を何度も試みた。軸足コーディングは、データに基づき分析は進められているか、カテゴリー名はデータを適切に表しているかを繰り返し確認し、適切でないと判断した際には、もう一度やり直すなど、分析を繰り返し進めた。この段階が進むにつれ、オープンコーディングから軸足コーディングへと比重が大きくなった。また、分析途中で、研究協力者から語られた内容が適切に分析されているか、納得できる分析結果になっているかなどメンバーチェッキングを実施した。

第３段階においても、第１段階、第２段階と同様にオープンコーディングとケース毎の図式化を実施した。さらに、看護師の変化に注目して時系列変化でとらえ、そこで浮かび上がる概念や関係性、プロセスを意識して理論ノートや操作ノートに記述した。第３段階では、理論的サンプリングによって追加した“モヤモヤした経験”や“気がかりな経験”については、それらの経験が有るという研究協力者と無いという研究協力者の両者があった。研究協力者は、“モヤモヤした経験”や“気がかりな経験”から、患者が亡くなり家族からの〈感謝の言葉が腑に落ちない〉、〈悔しい気持ちが残っている〉、〈自分にできることがあったのではないかと思った〉という意味づけをしていた。そして、“モヤモヤした経験”や“気がかりな経験”については、「看護実践の経験を他者に話して振り返っている」という研究協力者と、「自分の中で整理してからでないと人には話せない」という研究協力者がいた。また、“モヤモヤした経験”や“気がかりな経験”を誰にも話していないという研究協力者もいた。“モヤモヤした経験”や“気がかりな経験”を振り返っている研究協力者は、この経験は「次の患者や家族に関わっていこうとバネになった経験」と語り、「この思いを忘れないようにして、モヤモヤした思いがあり続けているから今も頑張れる」と語っていた。看護実践の経験の振り返りの方法はさまざまであるが、看護実践の経験の振り返りの有無によって意味づけの視点が異なっていることが明らかになった。

理論的飽和については、No19、No20の研究協力者から語られた５事例からは新たな概念の出現がなかったため、理論的飽和に至ったと判断した。そして、これまでの分析結果や理論ノートを何度も読み返し、キャリア初期看護師の看護実践の経験の意味づけからみた職業的アイデンティティの形成プロセスを表す図を描くように何度も試みた。キャリア初期看護師の看護実践の経験の意味づけからみた職業的アイデンティティの形成プロセスを表す図は、2つのプロセスで表せないかと考えた。2つのプロセスとは、1つ目は、どのような看護実践の経験から、どのような意味づけをし、その意味づけからどのような職業的アイデンティティにつながるのかというプロセスと、2つ目は、キャリア初期看護師の職業的アイデンティティの特徴が経験年数によってどのように変化しながら形成していくのかというプロセスである。描かれた図が看護実践の経験の意味づけからみたキャリア初期看護師の職業的アイデンティティの形成プロセスという現象を説明できているか、データに戻って確認し、説明できない場合やデータと一致しない場合は棄却し、新たな作図を試みるということを繰り返した。これまでに記述したメモやノートを繰り返し読み返すことで、概念のつながりやカテゴリー名など、新たな考えやアイディアが浮かんだ時は、即座にメモに書きとめた。最終的に〖実践と内省の反復による専門職としての視野の広がりと深まり〗というコアカテゴリーと18の職業的アイデンティティのカテゴリーと31の意味づけのカテゴリーで現象の説明ができ、これらの関係を図示したもの（theoretical scheme）が理論となった。同時に、コアカテゴリー、カテゴリー、サブカテゴリーを用いてストーリーラインを記述した。この理論がすべてのケースを説明することができるかについて確認した。

構築された理論がキャリア初期看護師の看護実践の経験の意味づけからみた職業的アイデンティティの形成プロセスを十分に説明できるものであるか、キャリア中期看護師1名とキャリア初期看護師の教育・指導に長年携わっている看護管理者2名に確認した。キャリア中期看護師は、研究協力者の1人であり、自らが語ったケースを思い出すとともに、「意味づけのカテゴリーや職業的アイデンティティのカテゴリーは納得できる」という意見であった。キャリア初期看護師の教育・指導に携わっている看護管理者からは、分析内容に違和感はなく、ステップについてもほぼ納得できる内容になっていることが確認できた。「これを用いて今後の（キャリア初期看護師の指導の）ヒントにしたい」という意見が得られた。

全分析過程において、データに忠実に分析されているかを確認するために、グラウンデッド・セオリー・アプローチによる研究や看護研究に秀でた看護研究者のスーパーバイズを定期的に受けて実施した。

第5章　倫理的配慮

本研究は、キャリア初期看護師の看護実践の経験内容をデータとすることから、精神的負担をかける可能性がある。よって、十分な倫理的配慮のもとに研究を行う必要があると考え、大阪府立大学看護学研究倫理委員会の承認（申請番号23-51、25-2）を得て実施した。

1．施設への研究参加依頼に関する配慮

1）当該施設の看護部長に研究参加依頼書と研究計画書を提示し、研究目的・方法、倫理的配慮について口頭で説明し、研究参加の同意を得た。さらに、研究が終了した後に、研究結果の概要を送付することを説明した。

2）対象となる看護師の所属する部署の看護師長に研究参加依頼書を用いて研究参加の同意を得た。

2．対象者への研究参加依頼に関する配慮

1）看護師長に紹介していただける看護師に対して研究参加依頼書と研究についての説明を行うための日程調整書、返信用封筒の配布をお願いした。

2）研究協力者となる看護師に研究についての説明を行った際に、研究協力の意向確認書と返信用封筒を配布した。

3）研究協力の意向確認書により確認した後、日程調整書に記載された連絡方法によって面接の日程を調整した。

4）研究協力者には、再度、研究協力依頼書を用いて、研究の概要および以下の内容について十分に説明を行った。

・研究者の所属
・研究目的、方法
・研究参加は自由であり、参加しない場合も不利益にはならないこと
・研究途中での参加辞退も可能であること
・研究者が知り得た情報は研究以外に使用しないこと
・研究結果の公表（学会や論文等）では、個人が特定されることがないこと
・正確な逐語録を作成するために同意を得て録音するが、研究終了後は責任を持って録音データを破棄すること
・面接内容の確認のために、もう一度面接をさせて頂くこともあること
・希望があれば、研究が終了した後に研究結果の概要を送付すること

5）4）について十分納得した上で、研究参加に同意できれば、研究協力承諾書２枚に署名するように依頼し、署名を持ってその意思を確認した。研究協力者と研究者で各１枚ずつ保管した。

３．面接実施に関する配慮

1）面接日時については、研究協力の意向確認書により調整した。
2）面接時間は60分程度とした。
3）面接場所は、可能な限り静かな環境で、プライバシーが確保できる場所で行った。面接の録音は、研究協力者の了解を得た。
4）面接開始時にいつでも面接を中断、中止できること、答えたくないところは答える必要がないことを説明した。
5）面接中は、研究協力者が率直に語ることができるよう内容を肯定も否定もせず、傾聴を心がけ、研究協力者の語る内容を理解するように努めた。
6）研究協力者が面接中に精神的苦痛を訴えた場合は面接を中止するよう

にした。

7）面接内容を録音することに同意が得られない場合は、了解を得てメモを取りながら面接を行い、面接終了後直ちに、研究協力者の語った内容を記述した。

4．プライバシーに関する配慮

1）個人属性に関する質問は研究協力者の許可を得た。内容は、研究目的の達成に必要最小限の項目とした。

2）データは全て無記名とし、番号で取り扱った。

3）データ分析中は、使用しているパソコンをインターネットに接続しなかった。

4）研究協力者の氏名が記載されている同意書は他の調査記録とは別に保管した。

5）語られた患者の情報については、個人が特定できないようにした。

6）学会発表や論文発表において、研究協力者の氏名など個人が特定されないようにした。

7）データの開示は、研究協力者から請求があった時のみ行い、上司等他者には開示しなかった。

8）録音データや逐語録に関する記録は鍵付きの棚に保管した。

9）録音データや逐語録は研究終了後に廃棄した。

10）研究で得られたデータは、研究の目的以外には使用しなかった。

第6章　結　果

施設への研究参加依頼は4施設に実施したが、協力いただけた施設は2施設であった。研究協力者については、最終的には22名のキャリア初期看護師に研究参加依頼書と日程調整書、返信用封筒を配布したが、2名のキャリア初期看護師からの返信がなかった。20名の研究協力者の面接時間は、平均55.6分であった。ICレコーダーの録音について拒否する研究協力者はいなかった。しかし、インタビュー中に3名の研究協力者が経験を思い出して泣いてしまうことがあった。その際は、研究協力者の状況を見て、インタビューを中断したほうがよいのか、数分間の中断を入れた方がいいのかを確認した。その3名の研究協力者は「大丈夫です。思い出してしまいました。すみません」いう返事があり、インタビューを再開することができた。4・5年目の研究協力者へのインタビューでの配慮では、その看護実践の経験を詳細に語ってもらうことで、経験時期の研究協力者の状況や意味づけが思い出せるようにインタビューをすすめた。その際、研究協力者が無理やり語ってないか、前後の文脈に違和感がないかを確認しながら、研究協力者が自然に語られるように配慮しながらインタビューを進めた。研究協力者からは、「この時は、○○のように考えていたと思います」、「ここは（意味づけ）思い出せません」などと語ってくれた。

Ⅰ．研究協力者の概要

研究協力者20名の概要は、表6-1に示すとおりである。研究協力者の平均年齢は、25.4±2.7歳であり、女性19名、男性1名であった。経験年数では、2年目3名、3年目6名、4年目6名、5年目5名であった。病棟は、外科

表6-1　研究協力者の概要

データ収集	No	経験年数	年齢	病棟の特徴	事例数
第１段階	A	５年目	20代後半	混合病棟	18例 １年目：４例 ２年目：２例 ３年目：７例 ４年目：３例 ５年目：２例
	B	３年目	20代後半	混合病棟	
	C	３年目	20代後半	外科系病棟	
	D	５年目	20代後半	混合病棟	
	E	３年目	20代前半	内科系病棟	
	F	５年目	20代後半	混合病棟	
	G	４年目	20代後半	内科系病棟	
第２段階	H	２年目	20代前半	内科系病棟	16例 １年目：４例 ２年目：６例 ３年目：６例
	I	２年目	20代前半	混合病棟	
	J	３年目	20代前半	混合病棟	
	K	３年目	20代前半	内科系病棟	
	L	４年目	20代後半	内科系病棟	
	M	４年目	20代後半	混合病棟	
	N	４年目	20代前半	混合病棟	
第３段階	O	５年目	20代後半	内科系病棟	13例 １年目：５例 ２年目：４例 ３年目：１例 ４年目：３例
	P	３年目	20代後半	内科系病棟	
	Q	４年目	30代前半	外科系病棟	
	R	５年目	20代後半	小児センター	
	S	２年目	20代前半	外科系病棟	
	T	４年目	20代後半	内科系病棟	

系病棟３名、内科系病棟８名、混合病棟８名、小児センター１名であった。研究協力者の17名が就職後から同じ病棟で勤務しており、３名が複数の病棟および他施設を経験していた。語られたすべての看護実践の事例は合計47事例であり、事例の内訳は、１年目13例、２年目12例、３年目14例、４年目６例、５年目２例であった。

Ⅱ．看護実践の経験の意味づけからみたキャリア初期看護師の職業的アイデンティティの形成プロセスの全貌

本研究では、グラウンデッド・セオリー・アプローチを用いて、看護実践の経験の意味づけからみたキャリア初期看護師の職業的アイデンティティの形成プロセスを説明する理論の構築を目指した。その結果、形成するプロセスは、コアカテゴリーと18の職業的アイデンティティのカテゴリー、31の意味づけのカテゴリーで構成された。キャリア初期看護師の職業的アイデンティティの形成プロセスの特徴を図6-1に示し、看護実践の経験の意味づけからみたキャリア初期看護師の職業的アイデンティティの形成プロセスの theoretical scheme を図6-2、職業的アイデンティティのカテゴリーは、表5-2に示した。

以下、本文中では、コアカテゴリーを〖　〗、職業的アイデンティティの特徴のカテゴリーは〔　〕、職業的アイデンティティのカテゴリーを【　】、職業的アイデンティティのサブカテゴリーを［　］、職業的アイデンティティの影響要因を『　』、意味づけのカテゴリーを《　》、意味づけのサブカテゴリーを〈　〉、概念は｛　｝、研究協力者の語った言葉は「　」で示した。

また、→は看護実践の経験から意味づけへのつながりを示し、⇢は、意味づけから職業的アイデンティティへのつながりを示した。

1．〖実践と内省の反復による専門職としての視野の広がりと深まり〗のストーリーライン

看護実践の経験の意味づけからみたキャリア初期看護師の職業的アイデンティティの形成のプロセスは、〖実践と内省の反復による専門職としての視野の広がりと深まり〗であった。これは、キャリア初期看護師が患者や家族との経験を振り返り、意味づけすることを繰り返し行うことで、意味づけの

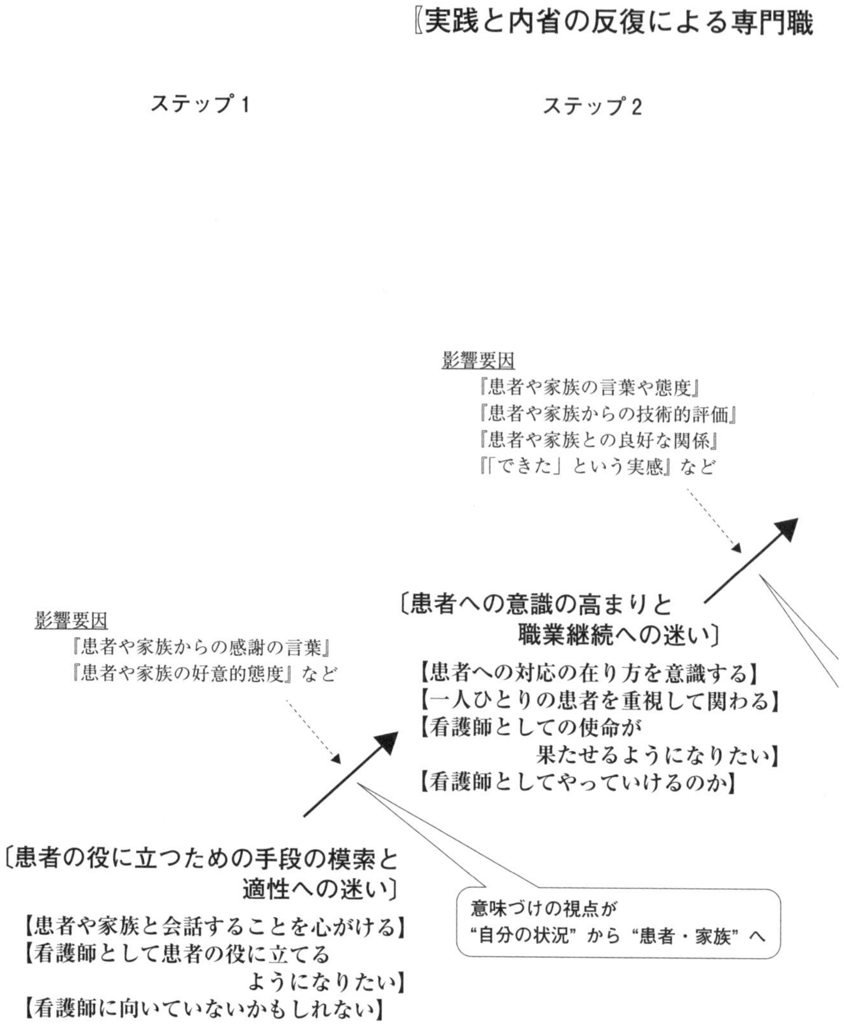

〖実践と内省の反復による専門職

ステップ 1　　ステップ 2

影響要因
『患者や家族の言葉や態度』
『患者や家族からの技術的評価』
『患者や家族との良好な関係』
『「できた」という実感』など

〔患者への意識の高まりと
職業継続への迷い〕
【患者への対応の在り方を意識する】
【一人ひとりの患者を重視して関わる】
【看護師としての使命が
果たせるようになりたい】
【看護師としてやっていけるのか】

影響要因
『患者や家族からの感謝の言葉』
『患者や家族の好意的態度』など

意味づけの視点が
“自分の状況” から “患者・家族” へ

〔患者の役に立つための手段の模索と
適性への迷い〕
【患者や家族と会話することを心がける】
【看護師として患者の役に立てる
ようになりたい】
【看護師に向いていないかもしれない】

図6-1　キャリア初期看護師の職業的アイ

としての視野の広がりと深まり〗

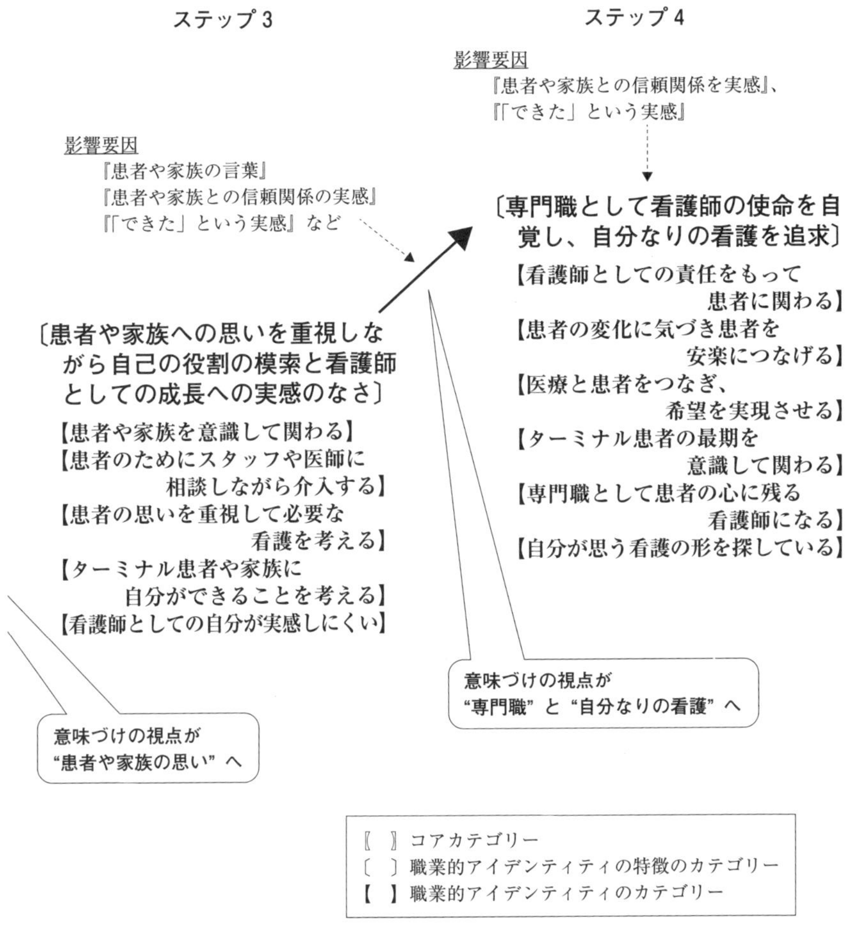

ステップ3

影響要因
『患者や家族の言葉』
『患者や家族との信頼関係の実感』
『「できた」という実感』など

〔患者や家族への思いを重視しながら自己の役割の模索と看護師としての成長への実感のなさ〕
【患者や家族を意識して関わる】
【患者のためにスタッフや医師に相談しながら介入する】
【患者の思いを重視して必要な看護を考える】
【ターミナル患者や家族に自分ができることを考える】
【看護師としての自分が実感しにくい】

意味づけの視点が
“患者や家族の思い”へ

ステップ4

影響要因
『患者や家族との信頼関係を実感』、
『「できた」という実感』

〔専門職として看護師の使命を自覚し、自分なりの看護を追求〕
【看護師としての責任をもって患者に関わる】
【患者の変化に気づき患者を安楽につなげる】
【医療と患者をつなぎ、希望を実現させる】
【ターミナル患者の最期を意識して関わる】
【専門職として患者の心に残る看護師になる】
【自分が思う看護の形を探している】

意味づけの視点が
“専門職”と“自分なりの看護”へ

〖 〗コアカテゴリー
〔 〕職業的アイデンティティの特徴のカテゴリー
【 】職業的アイデンティティのカテゴリー

デンティティの形成プロセスの特徴

〖実践と内省の反復による専門職

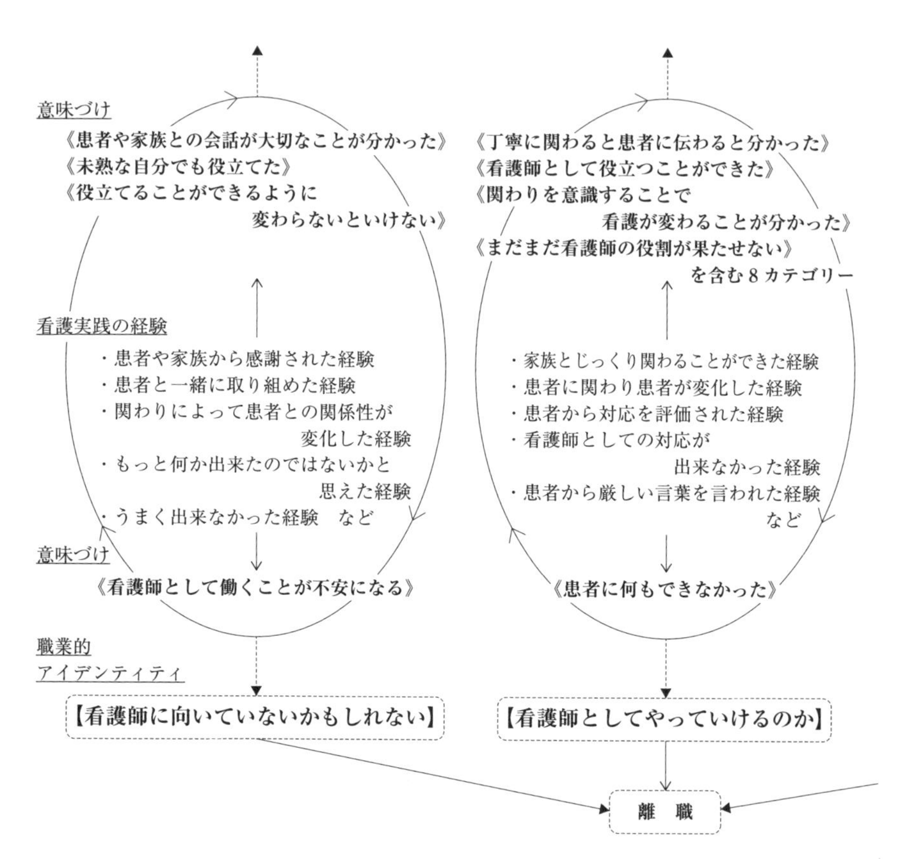

図6-2　キャリア初期看護師の看護実践の経験の意味

としての視野の広がりと深まり〗

ステップ3
（3年目の経験）

【患者や家族を意識して関わる】
【患者のためにスタッフや医師に相談しながら介入する】
【患者の思いを重視して必要な看護を考える】
【ターミナル患者や家族に自分ができることを考える】

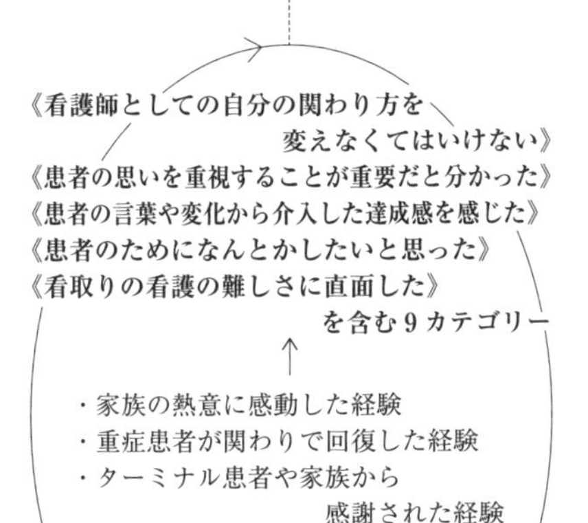

・家族の熱意に感動した経験
・重症患者が関わりで回復した経験
・ターミナル患者や家族から感謝された経験
・もっと出来たのではないかと思えた経験
・患者の苦痛に対応できなかった経験　など

《看護師としての自信がない》

【看護師としての自分が実感しにくい】

ステップ4
（4・5年目の経験）

【看護師としての責任をもって患者に関わる】
【患者の変化に気づき患者を安楽につなげる】
【医療と患者をつなぎ、希望を実現させる】
【ターミナル患者の最期を意識して関わる】
【専門職として患者の心に残る看護師になる】
【自分が思う看護の形を探している】

《自分の看護が患者や家族に伝わっていると確信した》
《家族のためにも看護師として看取りでできることを考えた》
《看護師としての自信が出てきた》
《もっと看護師として成長したい》
を含む8カテゴリー

・患者の希望がかなえられた経験
・「あなたに会えて良かった」と言われた経験
・患者と信頼関係を実感できた経験
・ターミナル患者や家族に喜ばれた経験　など

〖　〗コアカテゴリー
【　】職業的アイデンティティのカテゴリー
《　》意味づけのカテゴリー　を示す
⟶　看護実践の経験から意味づけへのつながり
┈▶　意味づけから職業的アイデンティティへのつながり

づけからみた職業的アイデンティティの形成プロセス

表6-2　職業的アイデン

コアカテゴリー：〖実践と内省の反復による

大カテゴリー	
“患者の役に立つための手段の模索と適性への迷い”	
カテゴリー	サブカテゴリー
患者や家族と会話することを心がける	話を聞こうとする姿勢を示す
	清潔ケアをきっかけに患者の思いを聞く
	患者だけでなく家族にも話しかけることを心がける
看護師として患者の役に立てるようになりたい	雑にならないように心がける
	重症な患者に関わることを諦めない
	患者の希望を叶えてあげたい
	理想を患者に押し付けない
看護師に向いていないかもしれない	出来ないことが多い
	患者や家族とうまく関われない
	患者にあった指導ができない

大カテゴリー	
“患者への意識の高まりと職業継続への迷い”	
カテゴリー	サブカテゴリー
患者への対応の在り方を意識する	笑顔で患者に接する
	患者に丁寧に関わりたい
	業務的に対応しない
一人ひとりの患者を重視して関わる	どのような状況の患者にも声かけをする
	忙しくても話を切らないようにする
	先入観を持たないように関ろうとする
	患者の雰囲気によって話し方を変える
	自分の家族に置き換えて患者や家族の立場を考える
	家族との関わりを大事にする
	患者の思いを重視する
看護師としての使命が果たせるようになりたい	患者の表情や身体的変化を見逃さない
	患者や家族の精神的負担を減らす
	患者の希望を叶えられるように関わる
	看護師として患者の役に立てる存在になりたい
	受け持ちという使命感を持つ
	患者のために看護師を続ける
看護師としてやっていけるのか	自分に自信が持てない
	患者の苦痛に対応できない
	時間管理が上手くできない
	看護がよくわからない

ティティのカテゴリー表

専門職としての視野の広まりと深まり】

大カテゴリー	
“患者や家族への思いを重視しながら自己の役割りの模索と看護師としての成長への実感のなさ”	
カテゴリー	サブカテゴリー
患者や家族を意識して関わる	笑顔で患者に挨拶をする
	自分の考えを伝えて丁寧に患者に関わる
	家族にも気を配りながら関わる
	患者の話を聞く時間を作りだす
	患者の状況によって関わり方を変える
患者のためにスタッフや医師に相談しながら介入する	調整しながら患者の生活を支える
	患者のためにスタッフに相談する
	患者のために積極的に医師に関わる
	諦めずに患者のために介入する
患者の思いを重視して必要な看護を考える	今の患者の思いを重視する
	患者が求めている看護を考える
	患者の立場で可能なことを考える
	受け持ち患者に対する自分の役割を考える
	信頼される関係性を目指す
ターミナル患者や家族に自分ができることを考える	ターミナル患者や家族の思いを聞いて関わる
	ターミナル患者が家族と過ごせるように関わる
	患者のその人らしさを守りながら関わりたい
看護師としての自分が実感しにくい	看護師として成長しているのかわからない
	患者への思いがなくなる
	看護への考えがない

大カテゴリー	
“専門職として看護師の使命を自覚し、自分なりの看護を追求する”	
カテゴリー	サブカテゴリー
看護師としての責任をもって患者に関わる	笑顔で丁寧に患者に接する
	効率性を重視して些細な依頼をおろそかにしない
	好き嫌いではなく平等に患者に関わることを心がける
	目視だけでなく積極的に患者や家族に話しかける
	思い込みで決めつけずに自分で確認する
	積極的に患者の背景に関心を持ち、関わり方を工夫する
患者の変化に気づき患者を安楽につなげる	五感を使って患者の体と心を看て気づく
	患者の苦痛を軽減させて気持ちを落ちつかせる
医療と患者をつなぎ、希望を実現させる	患者の思いや希望を引き出すきっかけを作る
	患者の思いを最後まで しっかり聞く
	医師をうまく動かす
	看護を押し付けずに一緒に取り組む
	患者が継続できる指導をする
	患者の希望を諦めずに調整して実現させる
ターミナル患者の最期を意識して関わる	ターミナル患者の思いを把握して関わる
	看取りの瞬間まで大事にする
	外泊できるタイミングを見極める
専門職として患者の心に残る看護師になる	専門職としての自覚を持って関わる
	患者の心に残る看護師になる
	患者との関わりそのものを大切にする
	自分なりに看護をする
自分が思う看護の形を探している	自分の看護を探している
	過去の看護をバネにする
	患者のために看護師を続ける
	今の看護に自信が持てない時がある

視点が自分の状況から患者や家族の状況、看護師としての自己の役割、看護師としての自信などに変化することによって、職業的アイデンティティが自分から患者・家族へと視野が広がり、さらに患者・家族の思いや専門職としての自分なりの看護を意識するという深まりへと変化しながら職業的アイデンティティを形成するプロセスであった。

キャリア初期看護師の職業的アイデンティティの形成プロセスの特徴は、図6-1、図6-2に示すように、①〔患者の役に立つための手段の模索と適性への迷い〕、②〔患者への意識の高まりと職業継続への迷い〕、③〔患者や家族への思いを重視しながら自己役割の模索と看護師としての成長への実感のなさ〕、④〔専門職として看護師の使命を自覚し、自分なりの看護を追求する〕という４つのステップで示されることであった。

ステップ１の職業的アイデンティティの特徴は、〔患者の役に立つための手段の模索と適性への迷い〕であり、【患者や家族と会話することを心がける】という患者や家族への関わり方の方策になる職業的アイデンティティや【看護師として患者の役に立てるようになりたい】という目指す看護師像の信念につながる職業的アイデンティティ、そして【看護師に向いていないかもしれない】という看護師としての適性を心配する職業的アイデンティティで構成されていた。ステップ１の職業的アイデンティティの影響要因としては、『患者や家族からの感謝の言葉』、『患者や家族の好意的態度』、『患者や家族と関わりにくい雰囲気』、『「できない」という実感』であった。

ステップ２の職業的アイデンティティの特徴は、〔患者への意識の高まりと職業継続への迷い〕であり、【患者への対応の在り方を意識する】、【一人ひとりの患者を重視して関わる】という患者との相互作用を意識し始める職業的アイデンティティや【看護師としての使命が果たせるようになりたい】という看護師としての意欲にむすびつく職業的アイデンティティ、そして【看護師としてやっていけるのか】という看護師を継続することに不安や迷いを抱く職業的アイデンティティで構成されていた。ステップ２の職業的アイデンティティの影響要因としては、『患者や家族の感謝の言葉や態度』、『患者や家族からの技術的評価』、『患者や家族との良好な関係』、『「できた」という実感』、『患者の厳しい言葉や態度からくる恐怖心』、『患者や家族から具体的な反応がない』、『「できなかった」という実感』であった。ステップ１から２への移行には、看護実践の経験の意味づけが、“自分の状況”から“患者や家族”へと視点が広がっていた。

ステップ３の職業的アイデンティティの特徴は、〔患者や家族への思いを重視しながら自己の役割の模索と看護師としての成長への実感のなさ〕であり、【患者や家族を意識して関わる】、【患者の思いを重視して必要な看護を考える】という患者との相互作用を意識した職業的アイデンティティや【患者のためにスタッフや医師に相談しながら介入する】、【ターミナル患者に自分ができることを考える】という看護師の行動を導く価値や信念になる職業的アイデンティティ、そして【看護師としての自分が実感しにくい】という看護師として成長しているのかという不安を抱く職業的アイデンティティで構成されていた。ステップ３の職業的アイデンティティの影響要因としては、『患者や家族の言葉』、『患者や家族との信頼関係の実感』、『「できた」という実感』、『「できなかった」という実感』、『連続する患者の否定的言動と態度』であった。ステップ２から３への移行には、看護実践の経験の意味づけが、漠然とした“患者や家族”の視点から“患者や家族の思い”へと視点が深まっていた。

ステップ４の職業的アイデンティティの特徴は、〔専門職として看護師の使命を自覚し、自分なりの看護を追求する〕であり、【看護師として責任をもって患者に関わる】という看護師の信念になる職業的アイデンティティや【患者の変化に気づき患者を安楽につなげる】という看護師の使命となる職業的アイデンティティ、【医療と患者をつなぎ、希望を実現させる】、【ターミナル患者の最期を意識して関わる】という看護師としての使命や患者との相互作用を意識した職業的アイデンティティ、【専門職として患者の心に残る看護師になる】という看護師像の価値や信念になる職業的アイデンティティ、そして【自分が思う看護の形を探している】という自分なりの看護を模索しながら高めようとする職業的アイデンティティで構成されていた。ステップ4の職業的アイデンティティの影響要因としては、『患者や家族との信頼関係の実感』、『「できた」という実感』であった。ステップ3から4への移行には、看護実践の経験の意味づけが、“専門職”としての視点の広がりとともに“自分なりの看護”へと深まっていた。

次節より、キャリア初期看護師が看護実践の経験の意味づけから、①〔患者の役に立つための手段の模索と適性への迷い〕、②〔患者への意識の高まりと職業継続への迷い〕、③〔患者や家族への思いを重視しながら自己の役割の模索と看護師としての成長への実感のなさ〕、④〔専門職として看護師の使命を自覚し、自分なりの看護を追求する〕という職業的アイデンティティにつながるプロセスについて記述する。

Ⅲ．キャリア初期看護師の看護実践の経験の意味づけからみた職業的アイデンティティの形成プロセス

キャリア初期看護師は、患者や家族から「ありがとう」などの感謝の言葉やそれに伴う態度、患者の回復や行動の変化、患者や家族との関係性の構築など、ポジティブと捉えることができる看護実践と、患者からの厳しい言葉や態度、患者の病状に伴う苦痛の増強、患者や家族と関係性が築けないなど、ネガティブと捉えることができる看護実践など、さまざまな看護実践を経験していた。患者や家族との関わった期間は、一場面や長期間におよぶ関わりなど、さまざまであった。それらの看護実践の経験に対してキャリア初期看護師は、《患者や家族との会話が大切なことが分かった》、《関わりを意識することで看護が変わることが分かった》という看護の意味を理解する意味づけや、《未熟な自分でも役立てた》、《看護師としての自信が出てきた》とい

う自分の状況の意味づけをしていた。キャリア初期看護師の職業的アイデンティティは、さまざまな看護実践の経験の意味づけから、①〔患者の役に立つための手段の模索と適性への迷い〕、②〔患者への意識の高まりと職業継続への迷い〕、③〔患者や家族への思いを重視しながら自己の役割の模索と看護師としての成長への実感のなさ〕、④〔専門職として看護師の使命を自覚し、自分なりの看護を追求する〕という4つのステップを経て形成していた。それぞれステップについて述べていく。

1.〔患者の役に立つための手段の模索と適性への迷い〕

〔患者の役に立つための手段の模索と適性への迷い〕は、キャリア初期看護師がどのようにすれば患者の役に立つのかという方法を模索する中で、患者との関わりの中で患者から喜ばれ、患者の役に立つことができたと実感できた方策を新たな自分の方策につなげる職業的アイデンティティや看護師としての適性に迷いを抱き、心配する職業的アイデンティティが混在している状況であった。

〔患者の役に立つための手段の模索と適性への迷い〕は、図6-3に示すように、《患者や家族との会話が大切なことが分かった》、《未熟な自分でも役立てた》、《役立てることができるように変わらないといけない》、《看護師として働くことが不安になる》という4つの意味づけのカテゴリーと【患者や家族と会話することを心がける】、【看護師として患者の役に立てるようになりたい】、【看護師に向いていないかもしれない】の3つの職業的アイデンティティのカテゴリーから構成された。

この段階のキャリア初期看護師の状況は、業務を覚えることに精一杯で時間に追われて余裕がなく、過度な緊張状態の中で仕事をしていた。また、さまざまな状況にある患者を複数担当する中で、患者や家族とうまく関わることが出来ず、スムーズに関係性を築くことができない状況が含まれていた。このような状況の中でキャリア初期看護師は、患者や家族との関わりの中で、

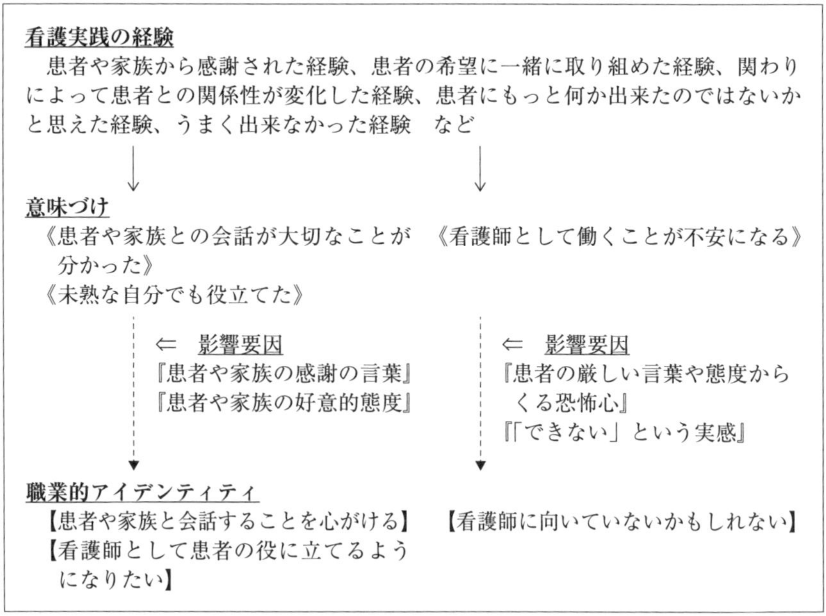

<u>**看護実践の経験**</u>
患者や家族から感謝された経験、患者の希望に一緒に取り組めた経験、関わりによって患者との関係性が変化した経験、患者にもっと何か出来たのではないかと思えた経験、うまく出来なかった経験　など

↓　　　　　　　　　　↓

<u>**意味づけ**</u>
《患者や家族との会話が大切なことが分かった》　《看護師として働くことが不安になる》
《未熟な自分でも役立てた》

⇐　<u>影響要因</u>
『患者や家族の感謝の言葉』
『患者や家族の好意的態度』

⇐　<u>影響要因</u>
『患者の厳しい言葉や態度からくる恐怖心』
『「できない」という実感』

<u>**職業的アイデンティティ**</u>
【患者や家族と会話することを心がける】　【看護師に向いていないかもしれない】
【看護師として患者の役に立てるようになりたい】

図6-3　〔患者の役に立つための手段の模索と適性への迷い〕という段階にあるキャリア初期看護師の看護実践の経験の意味づけから職業的アイデンティティにつながるプロセス

患者や家族に声をかけ、患者の話を聞き、会話することを喜ばれた経験から、《患者や家族との会話が大切なことが分かった》と意味づけしていた。さらに患者や家族から「ありがとう」という感謝の言葉や自分が関わることを喜んでくれる姿を見て《未熟な自分でも役立てた》、もっと看護師として《役立てることができるように変わらないといけない》という意味づけをしていた。キャリア初期看護師は、これらの意味づけから【患者や家族と会話することを心がける】、【看護師として患者の役に立てるようになりたい】という職業的アイデンティティにつなげていた。しかし、この段階のキャリア初期看護師の中には、患者や家族との関わりの中で〈患者や家族への関わり方がわからない〉、〈先輩のようにできない〉、〈自分が担当でない方がよかった〉

など、《看護師として働くことが不安になる》という意味づけから【看護師に向いていないかもしれない】という職業的アイデンティティにつなげる看護師もいた。

1）【患者や家族と会話することを心がける】

【患者や家族と会話することを心がける】は、キャリア初期看護師が、必要最低限の業務的な会話ではなく、忙しい中でも患者や家族と会話することを忘れないように意識して行動しようとする職業的アイデンティティを示している。

【患者や家族と話をすることを心がける】は、図6-4に示すようにキャリア初期看護師が、患者や家族との関わりの経験から《患者や家族との会話が大切なことが分かった》という意味づけをし、看護師の行動になる職業的アイデンティティであった。このカテゴリーは、[話を聞こうとする姿勢を示す]、

・泣いている患者の側で話を聞き、患者から感謝された経験
*・ターミナル患者の頻回な訪室から家族に感謝された経験
・患者の表情の変化が気になり散歩に誘い喜ばれた経験

↓

《患者や家族との会話が大切なことが分かった》
*〈患者や家族からすごく喜ばれた〉
〈話を聞くだけでも役立てることが分かった〉
〈患者との会話で何かしてあげたい気持ちが出てきた〉
*〈患者や家族と会話をすることで今までにない関係性を感じた〉

↓

【患者や家族と会話することを心がける】
[話を聞こうとする姿勢を示す]
[清潔ケアをきっかけに患者の思いを聞く]
*[患者だけでなく家族にも話しかけることを心がける]

図6-4　看護実践の経験の意味づけから【患者や家族と会話することを心がける】につながるプロセス

[清潔ケアをきっかけに患者の思いを聞く]、[患者だけでなく家族にも話しかけることを心がける] というサブカテゴリーで構成された。図6-4の*は、以下の生データが示す看護実践の経験、意味づけ、職業的アイデンティティを示している。

キャリア初期看護師は、患者との関わりの中で、表情が暗く落ち込んでいる患者や病室で泣いている患者に {どのように関わればいいのかわからない} と思う中で、患者の側に座りゆっくり話を聞いた行為が、〈患者や家族からすごく喜ばれ〉、患者や家族の「ありがとう」という感謝の言葉や態度から、〈話を聞くことだけでも役立てることが分かった〉と意味づけしていた。その意味づけからキャリア初期看護師は、患者が話をしやすいように [話を聞こうとする姿勢を示す] ことが大切であるという職業的アイデンティティにつなげていた。また、キャリア初期看護師は、ターミナル患者への入浴介助を実施している際に、今まで聞いたことがない患者の気持ちを聞くことができた場面から〈患者との会話で何とかしてあげたい気持ちが出てきた〉という自分の感情の意味づけをしていた。その意味づけから [清潔ケアをきっかけに患者の思いを聞く] という患者の気持ちを聞くための新たな方策になる職業的アイデンティティにつなげていた。そして、ケアや処置が多い患者の病室に頻回に行く中で、患者や家族との関わりや会話が多くなり、会話内容の変化から〈患者や家族と会話することで今までにない関係性を感じた〉という意味づけをしていた。その意味づけからキャリア初期看護師は、[患者だけでなく家族にも話しかけることを心がける] という職業的アイデンティティにつなげていた。

(意味づけの生データ)

・その患者さんの部屋に行くことが、ものすごい多かったんですよ、フリーで。ナースコールを取ったりすることも多くて、(中略) ……で、家族さんとすごく話をするようになって、……お孫さんとかも「A さん、ありがとう」って「おじいちゃん、ものすごい喜んでた」、「いつも来てくれたんや」って言ってくれたのが、ものすごい印象が強かったというか……。(E)

・私が行ったら「あっ、Aさんで良かった」、「おじいちゃんもそう言ってるんよ」って、患者さんは私には言わないですけど、たぶん家族さんには、本人さんは言ってたんかなと。「おじいちゃんはそう思って……言ってるで」って、家族さんは私に言ってたんで……。(E)

（職業的アイデンティティの生データ）

・患者さんや家族さんと、ものすごく近づくのって大切かなと、近づき過ぎるのもあれやと思うんですけど、……（中略)、初めて信頼関係というか……を知ったじゃないですけど、大事になってくるんやなっていうのを学びましたかね。その時に。(E)

・足を何回も運ぶっていう、部屋を見に行って、患者さんだけに（ケアを）するんじゃなくて、家族さんにも話しかけて、信頼関係じゃないんですけど、そういうのも、ものすごい大切になってくるって思って心がけてます。今でも。(E)

2)【看護師として患者の役に立てるようになりたい】

【看護師として患者の役に立てるようになりたい】は、キャリア初期看護師が、忙しく余裕のない状況でも雑にならずに一つひとつ丁寧に関わることを心がけることや、患者に自分の看護の理想を押し付けるのではなく、重症患者の回復や患者の希望を叶えることが出来る看護師になりたいという看護師としての目標につながる職業的アイデンティティを示している。

【看護師として患者の役に立てるようになりたい】は、図6-5に示すようにキャリア初期看護師が、さまざまな患者との関わりの中で《未熟な自分でも役立てた》、《役立てるように変わらないといけない》という意味づけから、看護師としての目標につながる職業的アイデンティティであった。このカテゴリーは、[雑にならないように心がける]、[重症な患者に関わることを諦

・ナースコールが頻回な患者への対応を変えたら患者との関係性が変化した経験
*・残薬の確認で患者を責めてしまった経験
・重症患者の回復するプロセスに感動した経験

↓

《未熟な自分でも役立てた》
〈自分の対応を患者や家族から喜ばれた〉
〈患者や家族の役立つことができた〉

《役立てることができるように変わらないといけない》
〈患者や家族の姿に感動した〉
〈患者に迷惑をかけてしまった〉
*〈自分の考えがこれではいけないと思った〉

↓

【看護師として患者の役に立てるようになりたい】
［雑にならないように心がける］
［重症な患者に関わることを諦めない］
［患者の希望を叶えてあげたい］
*［理想を患者に押し付けない］

図6-5　看護実践の経験の意味づけから【看護師として患者の役に立てるようになりたい】につながるプロセス

めない］、［患者の希望を叶えてあげたい］、［理想を患者に押し付けない］というサブカテゴリーで構成されていた。図6-5の*は、以下の生データが示す看護実践の経験、意味づけ、職業的アイデンティティを示している。

キャリア初期看護師は、重症患者や意識レベルが3桁の患者との関わりの中で、最初は重症患者の状況に驚き、{関わることの怖さ}や患者が回復することは難しいのではないかという{諦めの気持ち}を感じていた。しかし、重症患者に少しずつ変化が見られ、回復していく様子や献身的な家族の姿を見て〈患者や家族の姿に感動した〉という意味づけをしていた。その意味づけからキャリア初期看護師は、ケアや訪室した時は少しでも{声かけや体を擦るだけでも関わる}ことや［重症な患者に関わることを諦めない］という職業的アイデンティティにつなげていた。また、キャリア初期看護師は、頻回にナースコールを押す患者との関わりの中で、患者は待ってくれるだろうと安易に思い、患者の泣いている姿から〈患者に迷惑をかけてしまった〉、〈自分の考えがこれではいけないと思った〉という意味づけをし、患者の気持ちを考えて対応を変えて患者に関わった。退院時に患者から「優しくしてくれてありがとう」という感謝の言葉をきっかけに〈自分の対応を患者や家族から喜ばれた〉、《未熟な自分でも役立つことが出来た》、もっと患者に《役立てることができるように変わらないといけない》という意味づけをし、業務が忙しくても［雑にならないように心がけ］て対応するという職業的アイデンティティや［患者の希望を叶えてあげたい］という職業的アイデンティティにつなげていた。また、患者が出来ていないところばかり注目し、患者が自分を避けるようになった関わりから、自分の関わりに気づき｛理想ばかり求めていたらダメ｝という自分の考え方に意味づけし、［理想を患者に押し付けない］という看護師の思考になる職業的アイデンティティにつなげていた。

（意味づけの生データ）

・持参薬の残数がバラバラで、何か飲めてないんじゃないかって話になって、……（中略）、私は結構、お薬がちゃんと飲めてないっていうので、そういうことばっかりこだわってて……、（中略）、何回か聞いていくうちに、ちょっと距離が……、もう向こうが（患者）がちょっとその話はもういいやろみたいな感じになってしまい……。（K）

・薬のことばかりで、その人全体を見てるんじゃなくて、本当に間違った人とかそういう感じで狭い視点で見てたなぁって……（中略）、……もっと広い視点で見るっていうのを学んだっていうか…こういうことが注意点だなって思って……そうですね。（K）

（職業的アイデンティティの生データ）

・理想ばっかり求めてたらあかんって……だから、ちょっとでも、その人にとってのできることっていうのを……。(K)

3）【看護師に向いていないかもしれない】

【看護師に向いていないかもしれない】は、キャリア初期看護師が、日々の看護実践の中で、先輩看護師のように患者にスムーズに対応することが出来ず、できないことが多い自分の状況や、患者や家族とうまく関われないという自分の状況から、看護師としての適性に迷いをもっている職業的アイデンティティを示している。

【看護師に向いていないかもしれない】は、図6-6に示すようにキャリア初期看護師が、さまざまな患者や家族との関わりの中で、《看護師として働くことが不安になる》という意味づけから自分が看護師であることや看護師として働くことに自信を失くすことにつながる職業的アイデンティティであった。このカテゴリーは、[出来ないことが多い]、[患者や家族とうまく関われない]、[患者にあった指導ができない］というサブカテゴリーから構成された。以下の生データによって、このカテゴリーが生成されたプロセスの一例を示す。図6-6の*と**は、以下の生データが示す看護実践の経験、意味づけ、職業的アイデンティティを示している。

キャリア初期看護師は、初めて受け持つ重症な患児への関わりに怖さを感じ、家族との関係性もうまく作れない状況の中で、〈患者や家族への関わり方がわからない〉、家族にとっては〈自分が担当でない方がよかった〉という意味づけをしていた。その意味づけから自分は［患者や家族とうまく関われない］という職業的アイデンティティにつなげていた。また、ターミナル患者がポツリと言った言葉に対して、患者の心境を考えずに安易に返事をしまった自分の対応に〈患者の思いに共感できなかった〉という意味づけをし、自分の言葉や行動を後悔していた。また、患者の質問に即答することが出来ず、〈先輩みたいにできない〉という意味づけから、自分は［出来ないこと

*・家族とうまく関われずに、Nsとしての役割が十分に果たせなかった経験
・ターミナル患者の弱音に共感することができなかった経験
・患者の攻撃的な対応に対処できず、厳しい言葉を言われた経験

↓

《看護師として働くことが不安になる》
*〈患者や家族への関わり方がわからない〉
〈患者の思いに共感できなかった〉
**〈自分が担当でない方がよかった〉
〈先輩みたいにできない〉

↓

【看護師に向いていないかもしれない】
[出来ないことが多い]
*[患者や家族とうまく関われない]
**[患者にあった指導ができない]

図6-6　看護実践の経験の意味づけから【看護師に向いていないかもしれない】につながるプロセス

が多い]、[患者にあった指導ができない] という職業的アイデンティティにつなげていた。

（意味づけの生データ）

*・(母親と) ちょっと私の中の壁があるというか、まあ、そうこう言ってててても、やっぱり話はしないとあかんから、話のきっかけをどうにか作るから、すごいぎこちないんですよね、毎回毎回。(D)

*・子どもとの関わりをどうしたらいいかが分からへんかったんで……。(D)

**・やっぱり、私の中ではちょっと、お母さんに対して、まあ私じゃなかったらもうちょっと、お母さんも話できたんかなって、……（中略)、だから、お母さんごめんよっていう気持ちがこの事例では一番あったんですよ。もうなんか申し訳

ないなぁ、私が受け持ちで申し訳なかったなって、なんか他の先輩の指導とか見ていても、やっぱりしっかり指導してくれているし、何を聞いてもやっぱりその先輩は答えてくれるけど、私はちょっと「ごめんよ。誰かに聞いてみるわ」っていう感じでお母さんと接したりしていたから……（中略）きっと、お母さん自身も不安やったろうなって。(D)

（職業的アイデンティティの生データ）

*・あんまりかわいいっていう気持ちも大してないというか、まあ仕事やからするけどっていう感じで、扱いも怖いし……（中略)、子どももだから、今もあんまり好きじゃないんですけど。(D)

**・この子（患児）の今の状態での指導はしてても、先を見据えてのことはしてないから、だから、そういう先を見据えた（指導）ことも、この子に関してはしないとあかんかったから、まあそういうのもちょっと考えていかんとあかんなっていうのもありました (D)

2．〔患者への意識の高まりと職業継続への迷い〕

〔患者への意識の高まりと職業継続への迷い〕は、一人ひとりの患者に関心を持ち、患者との相互作用を意識し始める職業的アイデンティティや看護師として頑張ろうと意欲を持つ職業的アイデンティティ、看護師としてやっていけるのかという職業継続への迷いにつながる職業的アイデンティティが混在している状況であった。

〔患者への意識の高まりと職業継続への迷い〕は、図6-7に示すように、《丁寧に関わると患者に伝わると分かった》、《自分の対応に気をつけなければいけない》、《関わりを意識することで看護が変わることが分かった》、《まだうまく関わることができなかった》、《家族の思いを知り関わることの重要性が分かった》、《まだまだ看護師の役割が果たせない》、《看護師として役立つことができた》、《看護する喜びを感じた》、《患者に何もできなかった》という９つの意味づけのカテゴリーと【患者への対応の在り方を意識する】、

看護実践の経験

患者から感謝された経験、関わりで患者が変化した経験、患者から対応を評価された経験、患者の思いを尊重することに気づいた経験、看護師としての対応が出来なかった経験、患者から厳しい言葉を言われた経験、家族とじっくり関わることができた経験　など

↓　↓

意味づけ

《丁寧に関わると患者に伝わると分かった》
《自分の対応に気をつけなければいけない》
《関わりを意識することで看護が変わることが分かった》
《まだうまく関わることができなかった》
《家族の思いを知り関わることの重要性が分かった》
《まだまだ看護師の役割が果たせない》
《看護師として役立つことができた》
《看護する喜びを感じた》

影響要因　⇒

『患者や家族の感謝の言葉や態度』
『患者や家族からの技術面の評価』
『患者や家族との良好な関係』
『「できた」という実感』
『「できなかった」という実感』

《患者に何もできなかった》

⇐　影響要因

『患者の厳しい言葉や態度からくる辛さ』
『患者や家族から具体的な反応がない』
『「できなかった」という実感』

職業的アイデンティティ

【患者への対応の在り方を意識する】
【一人ひとりの患者を重視して関わる】
【看護師としての使命が果たせるようになりたい】

【看護師としてやっていけるのか】

図6-7　〔患者への意識の高まりと職業継続への迷い〕という段階のキャリア初期看護師の看護実践の経験の意味づけから職業的アイデンティティにつながるプロセス

【一人ひとりの患者を重視して関わる】、【看護師としての使命が果たせるようになりたい】、【看護師としてやっていけるのか】という4つの職業的アイデンティティから構成された。

この段階のキャリア初期看護師の状況は、一通りの業務が出来るようになったことで過度な緊張がなくなり、少し気持ちに余裕をもって患者に関わることで、患者への関心が向き始めるようになっていた。また、重症な患者を担当する機会も多くなり、患者の急変に直面する場面もあった。このような状況からキャリア初期看護師は、さまざまな患者との関わりの中で、自分の対応を変えると患者の態度も変わったことや、患者から対応を褒められた言葉をきっかけに《丁寧に関わると患者に伝わると分かった》という意味づけや、先輩看護師の患者に対する態度を見て《自分の対応に気をつけなければいけない》と自分の行動を見直す意味づけをしていた。これらの意味づけから【患者への対応の在り方を意識する】という職業的アイデンティティにつなげていた。さらに、さまざまな看護実践の経験から〈先入観で関われば関係性が築きにくい〉ため、限られた情報で決めつけるのではなく〈話を聞いて患者や家族の思いを確かめる〉ことなど、《関わりを意識することで看護が変わることが分かった》という意味づけや、献身的な家族の言葉や様子から《家族の思いを知り関わることの重要性が分かった》という意味づけをしていた。これらの意味づけから、キャリア初期看護師は、【一人ひとりの患者を重視して関わる】ことに関心を向け、患者や家族との相互作用を意識し始める職業的アイデンティティにつなげていた。また、看護実践の経験を{自分は看護師として役に立つことができたか}という視点で振り返り、《看護師として役立つことができた》、《看護する喜びを感じた》という意味づけをする一方で、《まだまだ看護師の役割が果たせない》という意味づけをしていた。これらの意味づけからキャリア初期看護師は、【看護師としての使命が果たせるようになりたい】という看護師として頑張っていこうという意欲となる職業的アイデンティティにつなげていた。

しかし、この段階のキャリア初期看護師の中には、突発的な出来事にうまく対応することが出来ず、〈患者の厳しい言葉が辛かった〉、患者の強い苦痛に対して〈自分は患者に何もできていない〉など、《患者に何もできなかった》という自分の行動の意味づけから【看護師としてやっていけるのか】という看護師を続けていくことに迷いを示す職業的アイデンティティにつなげていた。

1）【患者への対応の在り方を意識する】

【患者への対応の在り方を意識する】は、キャリア初期看護師が患者に対して業務的な対応ではなく、丁寧に笑顔で関わることを意識して関わろうとする職業的アイデンティティを示している。

【患者への対応の在り方を意識する】は、図6-8に示すようにキャリア初期看護師が、さまざまな患者との関わりの中で、《丁寧に関わると患者に伝わ

・日常的なケア時に患者が褒めていたことを聞いた経験
*・看取りで見送りの場面で家族よりも先に泣いてしまった経験
・離床が進まない患者に関わり患者が変化した経験

↓

《丁寧に関わると患者に伝わると分かった》
〈看護師が笑顔だと患者は話しやすい〉
〈患者から対応を褒められたことが嬉しい〉
〈自分の関わり次第で患者が変わることが分かった〉

《自分の対応に気をつけなければいけない》
*〈業務的な対応になっている自分に気づいた〉
〈患者から看護師は選ばれていると思った〉
〈先輩のような態度で患者に接しない〉

↓

【患者への対応の在り方を意識する】
［笑顔で患者に接する］
［患者に丁寧に関わりたい］
*［業務的に対応しない］

図6-8　看護実践の経験の意味づけから【患者への対応の在り方を意識する】につながるプロセス

ることが分かった》、《自分の対応に気をつけなければならない》という意味づけから、看護師として行動につながる職業的アイデンティティであった。この職業的アイデンティティのカテゴリーは、[笑顔で患者に接する]、[患者に丁寧に関わりたい]、[業務的に対応しない] というサブカテゴリーから構成された。以下の生データによって、このカテゴリーが生成されたプロセスの一例を示す。図6-8の*は、以下の生データが示す看護実践の経験、意味づけ、職業的アイデンティティを示している。

キャリア初期看護師は、日常的に実施しているケアについて患者が褒めていたことを同室患者から聞き、普段行っている看護に対して〈看護師が笑顔だと患者は話しやすい〉、〈患者から対応を褒められたことが嬉しい〉という自分の感情に対する意味づけや、患者の言葉や態度から〈自分の関わり次第で患者が変わることが分かった〉、〈患者から看護師は選ばれていると思った〉、《丁寧に関わると患者に伝わると分かった》という意味づけから、患者への言葉づかいも１つの看護であり、大事なツールと考えて [患者に丁寧に関わりたい]、[笑顔で患者に接する]、[業務的に対応しない] という職業的アイデンティティにつなげていた。また、キャリア初期看護師は、忙しさの中で〈業務的な対応になっている自分に気づいた〉、〈先輩のような態度で患者に接しない〉など、《自分の対応に気をつけなければいけない》という意味づけからも [患者に丁寧に関わりたい] という職業的アイデンティティにつなげていた。

（意味づけの生データ）

・最近っていったら駄目なんですけど、ちょっと死っていうのに慣れてきてしまっている自分がすごくいてて、「あ、亡くなったんやみたいな」、淡々と思うような気持ちが結構続いてて、なんか、人と関わっているでかさというか、その本当に生と死のところにいてるんだなっていうことを実感して。(I)

（職業的アイデンティティの生データ）

・やっぱり一番患者さんの味方になれるというか、患者さんのことを……。業務じゃなくて……業務じゃなくて、人と人との関わりで、看護師として働いていきたいですね。(I)

2）【一人ひとりの患者を重視して関わる】

【一人ひとりの患者を重視して関わる】は、キャリア初期看護師が、一人ひとりの患者に関心を持ち、一人ひとりの患者の状況に合わせて関わろうとする職業的アイデンティティを示している。

【一人ひとりの患者を重視して関わる】は、図6-9に示すようにキャリア初期看護師は、さまざまな患者や家族との関わりからから、《関わりを意識することで看護がかわることが分かった》、《家族の思いを知り関わることの重要性が分かった》、《まだ上手く関わることができなかった》という意味づけから看護師として働くことの意味や看護師としての行動や思考を導く看護師の価値や信念につながる職業的アイデンティティであった。このカテゴリーは、[どのような状況の患者にも声かけをする]、[忙しくても話を切らないようにする]、[先入観を持たないように関ろうとする]、[患者の雰囲気によって話し方を変える]、[自分の家族に置き換えて患者や家族の立場を考える]、[家族との関わりを大事にする]、[患者の思いを重視する]というサブカテゴリーから構成された。図6-9の*は、以下の生データが示す看護実践の経験、意味づけ、職業的アイデンティティを示している。

キャリア初期看護師は、入退院を繰り返す患者との関わりの中で、患者の威圧的な言動をきっかけに{患者が怖かった}、{患者に関わろうとしていなかった}という自分の思いや行動を振り返り、他の受け持ち患者と比較して関わりの頻度の差に気づき、{患者は関わりに偏りがあるとほったらかされていると感じる}ことや、受け持ち〈患者に深く関わることができなかった〉、自分は《まだうまく関わることができなかった》という意味づけをし

・離床が進まない患者に関わり患者が変化した経験
・重症患者に刺激を与えるように関わり状態が改善した経験
・ターミナル患者のセデーションに悩んでいる家族に家族とじっくり関わることができた経験
*・医師の言葉を優先してしまい、患者の思いを尊重することに気づいた経験

↓

《関わりを意識することで看護が変わることが分かった》
*〈話を聞いて患者や家族の思いを確かめる〉
〈先入観で関われば関係性が築きにくい〉
〈患者の言葉から関わりの頻度に差があると気づいた〉
〈自分の関わりで患者や家族の変化したことが嬉しかった〉
*〈自分のできることはしようと思った〉

《家族の思いを知り関わることの重要性が分かった》
〈家族の気持ちを考えた〉
〈家族に関わる大切さが分かった〉

《まだ上手く関わることができなかった》
〈患者に深く関わることができなかった〉
〈忙しいときに話を聞く時間を作り出すことが難しい〉

↓

【一人ひとりの患者を意識して関わる】
[どのような状況の患者にも声かけをする]
[忙しくても話を切らないようにする]
[先入観を持たないように関ろうとする]
[患者の雰囲気によって話し方を変える]
[自分の家族に置き換えて患者や家族の立場を考える]
[家族との関わりを大事にする]
*[患者の思いを重視する]

図6-9　看護実践の経験の意味づけから【一人ひとりの患者を重視して関わる】につながるプロセス

ていた。その意味づけから［どのような状況の患者にも声かけをする］、［先入観をもたないように関わろうとする］いう職業的アイデンティティにつなげていた。また、急変した患者や家族との関わりの中で、患者に献身的に関わる家族の様子や家族の言葉から《家族の思いを知り関わることの重要性が分かった》という意味づけをしていた。その意味づけから［自分の家族に置

き換えて患者や家族の立場を考える]、[家族との関わりを大事にする] という職業的アイデンティティにつなげていた。さらにキャリア初期看護師は、患者や家族との関わりの経験の中で、〈話を聞いて患者や家族の思いを確かめ〉、〈自分のできることはしようと思った〉、〈先入観で関われば関係性が築きにくくなる〉など、患者との《関わりを意識することで看護が変わると分かった》という意味づけをしていた。それらの意味づけから [患者の思いを重視する]、[忙しくても話を切らないようにする]、[患者の雰囲気によって話し方を変える] という職業的アイデンティティにつなげていた。

（意味づけの生データ）

・毎日、日勤だったら、やっぱり仕事中、そこで長いことはいれないので、日勤が終わってちょっと一段落して中勤の時間が始まってから行ったりだとか、今、どんな風に思ってるんかなっていうのを聞いたりだとか、……（中略）できる限り。……（中略)、違う病棟に入院して会いに行ったりもしたんですよ。そしたら、すごい名前も覚えてくださってて「A さんか」って言ってくれて覚えてくださってて……。(K)

（職業的アイデンティティの生データ）

・患者さんの気持ちに寄り添う……。私は先生たちの記録とか見てると、もう（化学療法を）やらんほうがいいって思ったけれど、先輩たちの話とか聞いて、その人のしたい、やりたいっていう気持ちをもっと寄り添うことが大切。(K)

・医学的に先生は予後数ヶ月とか、治療はやらんほうがいいとか、時期も悪いしとかは言うけど、でも、患者さんの気持ちとかを考えると、看護師って、何かその間に立つっていうか……（中略)、でも、しんどくなってもしたいっていう（患者の）思いを、やらないほうがいいよってねじ伏せるのもどうかなっていうのは思ったりもして……。(K)

3）【看護師としての使命が果たせるようになりたい】

【看護師としての使命が果たせるようになりたい】は、キャリア初期看護師が、患者のちょっとした表情変化や身体的変化を見逃さずに捉えることや、患者や家族の精神的負担を減らすような関わりをすること、患者の希望を叶え、患者の役に立てる存在になることに価値をおいて患者に関わろうとする職業的アイデンティティを示している。

【看護師としての使命が果たせるようになりたい】は、図6-10に示すようにキャリア初期看護師が、さまざまな看護実践の経験から《看護師として役立つことができた》、《看護する喜びを感じた》という意味づけや、《まだまだ看護師の役割が果たせない》という意味づけから、看護師であることの意味や患者や家族との相互作用を導く価値と信念につながる職業的アイデンティティであった。このカテゴリーは、[患者の表情や身体的変化を見逃さない]、[患者や家族の精神的負担を減らす]、[患者の希望を叶えられるように関わる]、[看護師として患者の役に立てる存在になりたい]、[受け持ちという使命感を持つ]、[患者のために看護師を続ける] というサブカテゴリーから構成された。図6-10の*は、以下の生データが示す看護実践の経験、意味づけ、職業的アイデンティティを示している。

キャリア初期看護師は、患者や家族と関係性が築けていると思っていたターミナル患者を見送りの場面で、気丈に挨拶する家族の姿を見て泣いてしまい、先輩看護師のように家族への労りの言葉をかけることができなかった自分の行動に対して、〈看護師としての対応が取れなかった〉という意味づけをしていた。その意味づけから、もっと [看護師として役に立てる存在になりたい]、看護師の役割は [患者や家族の精神的負担を減らす] ことという職業的アイデンティティにつなげていた。また、挿管している患者の処置介助の場面において、患者の SpO_2 が急激に低下し、痰の貯留による心停止に陥った経験で、キャリア初期看護師は、モニターだけに頼るのではなく「なんで患者を看ていなかったのか」という自分への怒りとやるせない不全

*・挿管中の患者の検査介助の場面で患者が亡くなった経験
・患者の退院希望の言葉を軽く考えていたら急変して希望を叶えることができなかった経験
・離床が進まない患者に関わり患者が変化した経験
・重症患者に刺激を与えるように関わり状態が改善した経験
・看取りで見送りの場面で家族よりも先に泣いてしまった経験
・退院が進まない患者に厳しい言葉で退院を促しその言葉に感謝された経験

↓

《まだまだ看護師の役割が果たせない》
〈看護師としての対応が取れなかった〉
*〈自分にできることあったのではないか〉
*〈患者に迷惑をかけたことに落ち込む〉
〈患者の希望を叶えることができなかった〉
*〈悔しい気持ちが残っている〉

《看護師として役立つことができた》
〈患者の言葉や態度からやって良かった〉
〈患者の希望を叶えられた〉

《看護する喜びを感じた》
〈患者の回復した姿から看護の力を実感した〉
〈看護師としての意欲が高まった〉
〈看護の楽しさが分かった〉

↓

【患者から頼りにされる存在になりたい】
*[患者の表情や身体的変化を見逃さない]
[患者や家族の精神的負担を減らす]
[患者の希望を叶えられるように関わる]
[看護師として患者の役に立てる存在になりたい]
[受け持ちという使命感を持つ]
[患者のために看護師を続ける]

図6-10　看護実践の経験の意味づけから【看護師としての使命が果たせるようになりたい】につながるプロセス

感を感じ、〈患者に迷惑をかけたことに落ち込み〉、自分への〈悔しい気持ち〉とあの場面で〈自分にできることはあったのではないか〉という意味づけしていた。それらの意味づけから［患者の表情や身体的変化を見逃さない］、同じことを二度と起こさせないという思いを持ちながら、［患者のために看護師を続ける］という職業的アイデンティティにつなげていた。また、重症患者への関わりの経験の中で、リハビリに消極的な治療方針にジレンマを感じながら、自分の患者に対する考えを信じて懸命に関わり、少しずつ〈患者の回復した姿から看護の力を実感した〉、〈患者の言葉や態度からやってよかった〉、《看護師として役立つことが出来た》、《看護する喜びを感じた》という意味づけをしていた。それらの意味づけから［患者の希望を叶えられるように関わる］、［受け持ちという使命感を持つ］、これからも［患者のために看護師を続ける］という職業的アイデンティティにつなげていた。

（意味づけの生データ）

・呼吸器ついてる方やったんですけど……（中略）、胸腔ドレナージをしようかってなって……（中略）、ちょうど入れるってなった時に受け持ちやって。……（中略）、そこで、モニターを見てたんですけど、（顔に）覆布がかかって、……痰がすごい多い方やったんですね。……（中略）、で急激にサチュレーションが60とか一気になったんですよね。で、あれ？　と思って、先生に言って、（覆布を）開けてみたら、すごい、そのチューブの中が痰だらけやったんですよね。そこから、ちょっと窒息みたいな感じで、アレストして、そこから急変対応というかしたんですけど……（中略）、何でモニターしか見てなかったんやろうっていうか。あの時、ちょっとの隙間からでも、患者さんの表情っていうか、そういうのが見れたら、……（中略）、もっと早く気付けたんちゃうかなっていうのがすごい今でも印象に残ってて。結局、亡くなられてしまったんで…余計、ショックで……。(O)

（職業的アイデンティティの生データ）

・やっぱり、モニターだけじゃなくて、やっぱりモニターに出るっていうことは遅いと思うんですよね。リアルタイムに出てるのは、やっぱり患者さんの表情であったり、フィジカルやと思うんで、そういったとこを、その時をきっかけに、やっぱり注意して見ていかなあかんなって、特に思ったとこですかね。(O)

・単にモニターを見るだけじゃなくて、患者さんを見る。だから、やっぱり、重症化させない。悪くなってしまったら、先生が色々していくと思うんですけど、それまでの経過っていうのは、看護師で気付けると思うんですね。気付いて対処できると思うので、そういったとこを磨いていきたい、で、重症化を防いで、悪くなったとしても軽く済んで、ちゃんと元気な状態で帰ってもらって、QOL が保てるっていうことと。(O)

4）【看護師としてやっていけるのか】

【看護師としてやっていけるのか】は、キャリア初期看護師が患者との関わりの中で、患者からの厳しい言葉や態度からだけでなく、患者や家族からの感謝の言葉に値する関わりができなかった自分に落ち込み、看護師としての自分に自信が持てず、このまま看護師として続けていけるのかと職業継続に対する不安や迷いにつながる職業的アイデンティティを示している。

【看護師としてやっていけるのか】は、図6-11に示すようにキャリア初期看護師が、さまざまな患者や家族との関わりの中で、患者や家族の言葉をきっかけに《患者に何もできなかった》という意味づけから職業継続への迷い

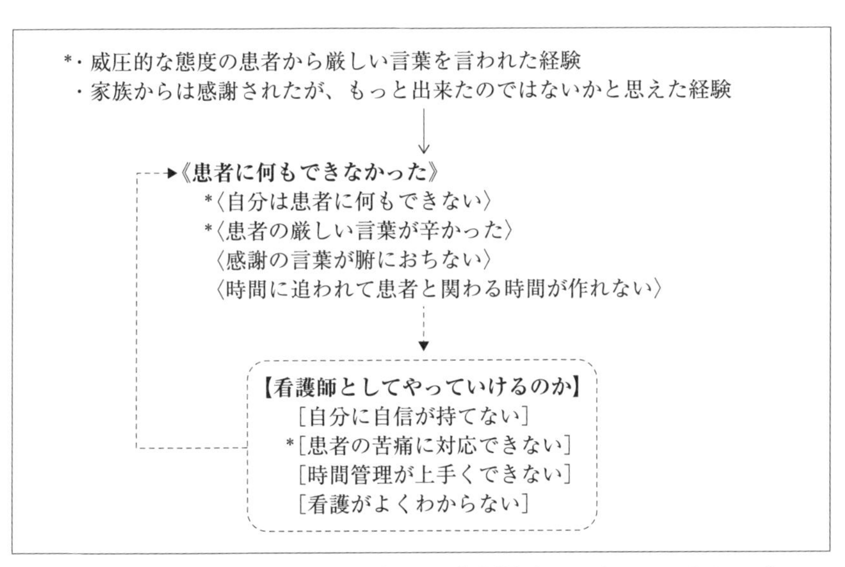

図6-11　看護実践の経験の意味づけから【看護師としてやっていけるのか】につながるプロセス

や離職につながる可能性を含む職業的アイデンティティであった。このカテゴリーは、[患者の苦痛に対応できない]、[時間管理が上手くできない]、[看護がよくわからない] というサブカテゴリーから構成された。以下の生データによって、このカテゴリーが生成されたプロセスの一例を示す。図6-11の*は、以下の生データが示す看護実践の経験、意味づけ、職業的アイデンティティを示している。

キャリア初期看護師は、強い痛みがある患者や余命宣告から感情をぶつけてくる患者との関わりの中で、自分に対する患者の厳しい言葉や態度から〈自分は患者に何もできない〉、〈患者の厳しい言葉が辛かった〉、《患者に何もできなかった》という意味づけから、まだ [看護がよくわからない]、[患者の苦痛に対応できない]、【看護師としてやっていけるのか】という職業的アイデンティティにつなげていた。また、キャリア初期看護師は、日々の看護実践において〈時間に追われて患者と関わる時間が作れない〉という自分の行動を意味づけし、そこから、自分は [時間管理が上手く出来ない] という職業的アイデンティティにつなげていた。さらに、ターミナル患者の見送り場面で、家族から感謝の言葉を言われたが、患者や家族に対して {もっと何かできたのではないか} という思いが強く、家族からの〈感謝の言葉が腑に落ちない〉という意味づけをしていた。キャリア初期看護師は、患者や家族に対して {看護師として十分できなかった} という思いと家族からの感謝の言葉のギャップに [自分に自信が持てない]、【看護師としてやっていけるのか】という職業的アイデンティティにつなげていた。

(意味づけの生データ)

・すごい自己主張が激しい患者さんで…… (中略)、受け持ちなのに上手いこと関わることが、自分の中でできなかったなぁって思うのが…… (中略)、なんか鬱憤を晴らすっていうか、なんか私に当たってきて、「何回も繰り返して入院してるのに、お前、受け持ちやのに名ばかり受け持ちやから」みたいな感じで、……

(中略)、きつく言われたのが、すごい……。で、私もそうやなぁって言ったんですけど、本当にそうやなって思って……（中略)、同時に、もうなんか、もう傷付いたっていうか……（中略)、苦しいのに何もできへんし、私がこのまま受け持ちしててもいいんかなって、もっと先輩のほうが、うまいこと対処できるん違うかなっていうことも、考えました。(H)

(職業的アイデンティティの生データ)

・看護師として大丈夫かなとか、やっていけるかなぁと思いました。すごい難しいって思いました。……（中略)、今もたまに夢見るぐらいなんですよ。(H)

3．〔患者や家族への思いを重視しながら自己の役割の模索と看護師としての成長への実感のなさ〕

〔患者や家族への思いを重視しながら自己の役割の模索と看護師としての成長への実感のなさ〕は、キャリア初期看護師が患者に関心を向けるだけでなく、患者や家族との関わりの中で捉えた患者や家族の思いから、看護師として自分に出来ることは何か、看護師としてしなければならないことは何かと考え、患者のためにスタッフや医師を巻き込みながら関わろうとする職業的アイデンティティと、まだ看護師として自信が持てず、自分は看護師として成長しているのかという不安につながる職業的アイデンティティが混在している状況であった。

〔患者や家族への思いを重視しながら自己の役割の模索と看護師としての成長への実感のなさ〕は、図6-12に示すように《看護師としての自分の関わり方を変えなくてはいけない》、《家族の思いを取り入れてケアすることも大切だと分かった》、《患者の状況によって関わり方を変えて良かった》、《患者のために何とかしたいと思った》、《患者の言葉や変化から介入した遣り甲斐を感じた》、《患者の思いを重視することが重要だとわかった》、《受け持ち看護師としての気持ちが変わった》、《患者と信頼関係ができる関わりが出来た》、《看取りの看護の難しさに直面した》、《看護師しての自信がない》とい

看護実践の経験

患者から感謝された経験、家族の熱意に感動した経験、重症患者に関わり回復した経験、ターミナル患者や家族から感謝された経験、ターミナル患者と信頼関係を感じた経験、もっと出来たのではないかと思えた経験、患者の苦痛に対応が出来なかった経験　など

↓　↓

意味づけ

《看護師としての自分の関わり方を変えなくてはいけない》
《家族の思いを取り入れてケアすることも大切だと分かった》
《患者の状況よって関わり方を変えて良かった》
《患者のためになんとかしたいと思った》
《患者の言葉や変化から介入した遣り甲斐を感じた》
《患者の思いを重視することが重要だとわかった》
《受け持ち看護師としての気持ちが変わった》
《患者と信頼関係ができる関わりが出来た》
《看取りの看護の難しさに直面した》

⇐　影響要因
『患者や家族の言葉』
『患者や家族との信頼関係の実感』
『「できた」という実感』
『「できなかった」という実感』

《看護師としての自信がない》

⇐　影響要因
『連続する患者の否定的言動と態度』
『「できなかった」という実感』

職業的アイデンティティ

【患者や家族を意識して関わる】
【患者のためにスタッフや医師に相談しながら介入する】
【患者の思いを重視して必要な看護を考える】
【ターミナル患者に自分ができることを考える】

【看護師としての自分が実感しにくい】

図6-12　〔患者や家族への思いを重視しながら自己の役割の模索と看護師としての成長への実感のなさ〕という段階にあるキャリア初期看護師の看護実践の経験の意味づけから職業的アイデンティティにつながるプロセス

う10の意味づけのカテゴリーと【患者や家族を意識して関わる】、【患者のためにスタッフや医師に相談しながら介入する】、【患者の思いを重視して必要な看護を考える】、【ターミナル患者に自分ができることを考える】、【看護師としての自分が実感しにくい】という5つの職業的アイデンティティから構成された。

この段階のキャリア初期看護師は、後輩指導やリーダー業務など新たな役割が加わり、患者との関わりにも変化が出てきた。このような状況の中でキャリア初期看護師は、看護実践の中で患者の言葉をきっかけに、今までのやり方ではなく《看護師としての自分の関わり方を変えなくてはいけない》という意味づけや、関わった時の家族や患者の反応から《患者の状況によって関わり方を変えて良かった》、《家族の思いを取り入れてケアすることも大切だと分かった》という意味づけから【患者や家族を意識して関わる】という職業的アイデンティティにつなげていた。また、患者との関わりの中で捉えた患者の思いから《患者のためになんとかしたい》という自分の感情に意味づけをしていた。その意味づけから【患者のためにスタッフや医師に相談しながら介入する】という職業的アイデンティティにつなげていた。さらに、患者の言葉や患者や家族との関係性の変化から《患者の思いを重視して関わることで頼られていると感じた》、《家族の思いを取り入れてケアすることも大切だと分かった》という意味づけから【患者や家族を意識して関わる】という職業的アイデンティティにつなげていた。さらに、患者との関わりを通して、《患者の思いを重視することが重要だと分かった》、《患者と信頼関係ができる関わりが出来た》、《受け持ち看護師としての気持ちが変わった》という意味づけから【患者の思いを重視して必要な看護を考える】という職業的アイデンティティにつなげていた。さらに、ターミナル患者や家族との関わりの中で、患者にとって〈もっと良い関わりが出来たのではないか〉、〈家族を巻き込むタイミングが難しい〉など、《看取りの看護の難しさに直面した》という意味づけをしていた。その意味づけから【ターミナル患者に自分ができることを考える】という職業的アイデンティティにつなげていた。

しかし、この段階のキャリア初期看護師は、患者に対して〈看護師として何もしてあげれなかった〉という思いや、なかなか〈看護への意見をスタッフには言えない〉など、《看護師として自信がない》と自分自身を意味づけし、[看護師として成長しているのかもわからない]など【看護師としての自分が実感しにくい】という職業的アイデンティティにつなげていた。

1）【患者や家族を意識して関わる】

【患者や家族を意識して関わる】は、キャリア初期看護師が、患者の話を聞く時間を調整したり、その時の患者の状況によって関わり方を変えるなど、患者や家族の状況を意識しながら関わろうする職業的アイデンティティを示している。

【患者や家族を意識して関わる】は、図6-13に示すようにキャリア初期看護師は、さまざまな患者や家族との関わりの経験から《看護師としての自分の関わり方を変えなくてはいけない》、《家族の思いを取り入れてケアすることも大切だと分かった》、《患者の状況によって関わり方を変えてよかった》という意味づけをし、看護師としての行動を導く信念や新たな方策になる職業的アイデンティティであった。このカテゴリーは、[笑顔で患者に挨拶をする]、[自分の考えを伝えて丁寧に患者に関わる]、[家族にも気を配りながら関わる]、[患者の話を聞く時間を作り出す]、[患者の状況によって関わり方を変える]というサブカテゴリーから構成された。図6-13の*は、以下の生データが示す看護実践の経験および、意味づけと職業的アイデンティティを示している。

キャリア初期看護師は、重症患者や家族との関わりの中で、受け持ち看護師として病室に行く機会も多いことから、{私ばかり病室に行くので家族から名前で呼ばれる}ようになり、{家族が自分を待っているように感じる}、〈患者を思う家族の気持ちが分かった〉、《家族の思いを取り入れてケアする

・重症患者の家族の熱意に感動した経験
・患者の激怒で自分の行動を見直すきっかけになった経験
・余命1か月のターミナル患者に外泊ができて、信頼関係を感じた経験
*・ターミナル患者の家族と一緒にケアをして、家族から喜ばれた経験

↓

《看護師としての自分の関わり方を変えなくてはいけない》
〈患者の言葉で自分の対応を振り返るきっかけになった〉
〈ゆとりをもって丁寧にする〉

《家族の思いを取り入れてケアすることも大切だと分かった》
〈患者を思う家族の気持ちが分かった〉
*〈家族と一緒にケアをすることで手ごたえを感じた〉

《患者の状況によって関わり方を変えて良かった》
〈状況によって関わりを変えると患者が変化することが分かった〉
〈積極的に関わったことで関係性が変化した〉
〈患者の言葉や表情から自分の関わりが良かったと思った〉
〈患者から頼られていると感じた〉

↓

【患者や家族に誠意が伝わるように対応する】
[笑顔で患者に挨拶をする]
[自分の考えを伝えて丁寧に患者に関わる]
*[家族にも気を配りながら関わる]
[患者の話を聞く時間を作りだす]
[患者の状況によって関わり方を変える]

図6-13　看護実践の経験の意味づけから【患者や家族を意識して関わる】につながるプロセス

ことも大切だと分かった》という意味づけをしていた。また、患者の状況に意識を向けて丁寧に関わることで、〈状況によって関わり方を変えると患者が変化することが分かった〉、〈患者から頼られていると感じた〉という意味づけや、〈患者の言葉や表情から自分の関わりが良かったと思った〉という自分の関わりの評価を意味づけしていた。それらの意味づけから、[患者の

話を聞く時間を作り出す]、[自分の考えを伝えて丁寧に患者に関わる]、[家族にも気を配りながら関わる]、[患者の状況によって関わり方を変える] という自分の行動を導く信念となる職業的アイデンティティにつなげていた。また、忙しさのあまり患者に丁寧に関わることができず、患者から怒られた場面をきっかけに〈患者の言葉で自分の対応を振り返るきっかけになった〉、《看護師として自分の関わり方を変えなくてはいけない》という意味づけからも [自分の考えを伝えて丁寧に患者に関わる] という職業的アイデンティティにつなげていた。キャリア初期看護師は、看護実践の中で {笑顔で患者に接する} と気持ちに〈ゆとりを持って丁寧にする〉ことができるという意味づけから [笑顔で患者に挨拶をする] という職業的アイデンティティにつなげていた。

(意味づけの生データ)

・お嫁さんがいつもお見舞いに来てくれて、結び付きもすごい強くってキーパーさんやったんですけど、お嫁さんもその (患者の) 姿を見てるのがすごい辛くて、一緒に泣いて泣いてっていう感じになってきてしまってたんで、お嫁さんもなんかしてあげたいとか、ちょっとでも楽にしてあげたいっていう思いもずっと聞いてたんです。……(中略) お嫁さんにも一緒にやってもらえたら、(患者が) ターミナルでもあったので、(家族が患者に) やってあげれたっていうふうにも思ってもらえるかなって思ったりもしたので、家族さんにも「こうしてもいいですか」とか、いろいろ聞かれたので、それを取り入れながらしていって、すごい口の中もきれいになってっていうことが、家族も巻き込んで一緒にケアしていくことで、本当に口の中のケアだけじゃなくて、精神的にも本人さんや家族さんの、……絆とかもすごいそこで深まっていくのも分かったんで、すごいそれができた時は手応えっていうか、ちょっと自分ではできたかなって思える出来事であったかなって思います。(B)

(職業的アイデンティティの生データ)

・今後どうしていきたいんかとかを本人さんとか家族さんに結構、聞いて……。で、

どういうふうに過ごしていきたいかなって、ちょっと自分が知ったうえで関わっていきたいなって思うようになって……。(B)

・家族の人と一緒にすることで、本当に本人も家族さんといてるときはちょっと笑顔になったり、興奮していたのが治まってたりしたんで、で、家族さんも自分ができたとき、本当にうれしそうに「本当にありがとう」って言ってもらえたりしたんで、家族さんと一緒にというか、患者さんだけ見るんじゃなくて、家族さんも含めての本人さんなんやなっていうか……。(B)

2)【患者のためにスタッフや医師に相談しながら介入する】

【患者のためにスタッフや医師に相談しながら介入する】は、キャリア初期看護師が、患者の希望を叶えることや、患者にとって良いと考えられることにつなげるために、スタッフや認定看護師、主治医に相談しながら介入しようとする職業的アイデンティティを示している。

【患者のためにスタッフや医師に相談しながら介入する】いう職業的アイデンティティのカテゴリーは、図6-14に示すようにキャリア初期看護師が、さまざまな看護実践の経験から《患者のために何とかしたいと思った》、《患者の言葉や変化から介入した達成感を感じた》という意味づけをし、看護師として働くことの意味や看護師の行動を導く価値と信念になる職業的アイデンティティであった。このカテゴリーは、[調整しながら患者の生活を支える]、[患者のためにスタッフに相談する]、[患者のために積極的に医師に関わる]、[諦めずに患者のために介入する] というサブカテゴリーから構成された。図6-14の*と**は、以下の生データが示す看護実践の経験および、意味づけと職業的アイデンティティを示している。

キャリア初期看護師は、倦怠感と嘔気が強く、食事摂取が困難な患者との関わりの中で、どんどん衰弱していく患者の変化から、嚥下機能に問題がないので少しでも食べることはできないかと〈看護師としての介入に悩み〉、医師や先輩看護師に何度も相談した。根気強く患者に関わる中で、少しずつ

・重症患者の家族の熱意に感動した経験
・吐き気が強い患者への食事援助に悩み患者から感謝さたえ経験
・ターミナル患者の自宅での入浴希望が実現でき家族から感謝された経験
・余命１か月のターミナル患者に外泊ができて、信頼関係を感じた経験
*・重症患者の離床に向けて関わり、患者の回復した経験

↓

《患者のためになんとかしたいと思った》
〈看護師として介入に悩んだ〉
〈自分の患者への考えを信じてできることはしようと思った〉
〈患者のために周りに相談してもいいと思えた〉

《患者の言葉や変化から介入した遣り甲斐を感じた》
〈患者の喜ぶ様子からやりがいを感じた〉
*〈患者の変化が嬉しかった〉
**〈患者や家族の希望に叶えることが出来た〉

↓

【患者のためにスタッフや医師に相談しながら介入する】
**[調整しながら患者の生活を支える]
[患者のためにスタッフに相談する]
[患者のために積極的に医師に関わる]
*[諦めずに患者のために介入する]

図6-14　看護実践の経験の意味づけから【患者のためにスタッフや医師に相談しながら介入する】につながるプロセス

食事摂取が可能となり、普段あまり笑わない患者から笑顔が見られたことで、〈患者の喜ぶ様子からやりがいを感じた〉、〈患者や家族の希望を叶えることができた〉、《患者の言葉や変化から介入した達成感を感じた》という関わりの評価について意味づけをしていた。さらに、患者との関わりの中で《患者のために何とかしたいと思い》、〈患者のために周りに相談してもいいと思えた〉、〈自分の患者への考えを信じてできることはしようと思った〉という意味づけから、[患者のためにスタッフに相談し] たり、[患者のために積極的に医師に関わること] は、看護師として [調整しながら患者の生活を支える] 役割があり、スムーズにいかなくても [諦めずに患者のために介入す

る］ことが大切という職業的アイデンティティにつなげていた。

（意味づけの生データ）

**・意識障害があって呼吸器とかも付けてて、いつ亡くなるやろうみたいな感じな方やったんですけど、その方の家族さんが、反応ないその方（患者）に対してすごい声かけとか、すごいしてるのを見てて、……（中略）、まったく（患者の）反応もなかったんですけども、それでも、ちょっと座らせたりとか少しでも刺激を与えようと思ってやってたら、ある日パチッって（患者の目が）開いて、その時に、お父さんもすごい喜んで、嬉しくって、……（中略）、スタッフのみんなも、「目開いたで、目開いたで」みたいになって、みんなでの喜びと、刺激を与えようとがんばってたことはつながったんやなっていう達成感というか。(J)

*・あんなにもう駄目かもって言われてて器械だらけやったのに、何もなくなって車椅子に座っているっていうその場面がすごく嬉しくて。(J)

（職業的アイデンティティの生データ）

*・それ（患者の状態）を可能な限り戻したいですし……(J)

*・（患者の状態を）維持することは大切ですけど、そのリスクを管理しながら、離床にむけてやるんが……そこが看護師の仕事なんじゃないのって思ってます。(J)

**・やっぱりその人の生活を支えるのは看護師ですし、可能性信じて、やっていくのも看護師やし、……（中略）、そういうことも先生と調整しながらしていくのも看護師の仕事だと思ってます。まぁ、いろんなところで調整することが看護師かなって思いました。(J)

3）【患者の思いを重視して必要な看護を考える】

【患者の思いを重視して必要な看護を考える】は、キャリア初期看護師が、今の患者の思いを重視して、受け持ち看護師として患者に必要な看護を考えるという職業的アイデンティティを示している。

【患者の思いを重視して必要な看護を考える】は、図6-15に示すようにキャリア初期看護師は、さまざまな患者との関わりから《患者の思いを重視することが重要だと分かった》、《受け持ち看護師としての気持ちが変わった》、《患者と信頼関係ができる関わりが出来た》という意味づけから、患者との相互作用を導く価値や信念につながる職業的アイデンティティであった。このカテゴリーは、[今の患者の思いを重視する]、[患者の立場で可能なこと

*・余命1か月のターミナル患者に外泊ができて、信頼関係を感じた経験
・重症患者の離床に向けて関わり、患者の回復した経験
・ターミナル患者の自宅での入浴希望が実現でき家族から感謝された経験
・呂律困難がある不穏患者が回復して退院できた経験

↓

《患者の思いを重視することが重要だと分かった》
〈患者の気持ちが気になり話をしたいと思った〉
〈患者の思いを第一に考える〉

《受け持ち看護師としての気持ちが変わった》
*〈何かできることはないかと模索した〉
〈患者への関心が高まった〉
〈患者のことを深く考えるのは受け持ち看護師だけ〉

《患者と信頼関係ができる関わりが出来た》
**〈患者の言葉や表情から自分の関わりは良かったと思った〉
**〈患者との信頼関係を感じた〉

↓

【患者の思いを重視して必要な看護を考える】
[今の患者の思いを重視する]
[患者の立場で可能なことを考える]
[患者が求めている看護を考える]
*[受け持ち患者に対する自分の役割を考える]
[信頼される関係性を目指す]

図6-15　看護実践の経験の意味づけから【患者の思いを重視して必要な看護を考える】につながるプロセス

を考える]、[患者が求めている看護を考える]、[受け持ち患者に対する自分の役割を考える]、[信頼される関係を目指す] というサブカテゴリーから構成された。以下の生データによって、このカテゴリーが生成されたプロセスの一例を示す。図6-15の*と**は、以下の生データが示す看護実践の経験および、意味づけと職業的アイデンティティを示している。

キャリア初期看護師は、病状悪化のために再入院となった患者との関わりの中で、患者の表情の変化に気づき、〈患者の気持ちが気になり話をしたいと思った〉という意味づけをしていた。しかし、患者は「大丈夫です」としか答えず、キャリア初期看護師は {「大丈夫」と言う患者の思いを引き出すことは難しい} という意味づけから、足浴をきっかけに患者の思いを聞くことができた。患者の思いは、患者の身体的状況により変化するため、〈患者の思いを第一に考え〉、自分に〈何かできることはないかと模索した〉という意味づけし、患者の状態で可能なことを考えながら関わる中で、〈患者の言葉や表情から自分の関わりは良かったと思った〉、〈患者との信頼関係を感じた〉という関わりの評価を意味づけしていた。さらに、患者との関わりを通してキャリア初期看護師は、以前より〈患者への関心が高まった〉、〈患者のことを深く考えるのは受け持ち看護師だけ〉という自分の患者に対する気持ちの変化について意味づけをしていた。これらの意味づけから【患者の思いを重視して必要な看護を考える】という職業的アイデンティティにつなげていた。

（意味づけの生データ）

*・未告知で、まだ60、70代とかちょっと若めで……。あと、余命一カ月とかぐらいみたいに言われて、結構、病院でもずっと調子はいいほうやって、なんかできへんかなみたいな……（C）

**・結構、その外泊もできたことで患者さんも笑顔になって「楽しかった」っていう言葉とかも聞けて、で、良かったと……。その亡くなる前にやっぱり何か、このまま病院でずっとって思ったら、本当に息苦しい感じもしてて、で、そこで介入できたから良かったかなって思ったのがありますね。(C)

**・笑顔…なんか変わったんですよね、……外泊を一回してきたことで、ホントなんか表情とか、不思議とお腹が張りがなくなってきたみたいな感じも言ってて、“あ、全部がいい状態に行っているのかな”みたいな感じに思って、“ああ、良かったんやな”って思って、その外泊が。患者さんや家族とは、(信頼関係) 築けたとは思います。(C)

(職業的アイデンティティの生データ)

・やっぱ何か、自分に何かできることはないかとか、その人のためになることを考えるっていうのは、改めて大事やなって。今回はいいほうに行ったけど、何かその患者さんのために考えてやるっていうこと、まぁ大ざっぱすぎますけど、やっぱり大事やなと……思ったかな。(C)

4)【ターミナル患者に自分ができることを考える】

【ターミナル患者に自分ができることを考える】は、キャリア初期看護師が、ターミナル患者や家族の思いを把握して、看護師として自分にできることはないかと考えるという職業的アイデンティティを示している。

【ターミナル患者に自分ができることを考える】は、図6-16に示すようにキャリア初期看護師が、ターミナル患者や家族との看護実践の経験から《看取りの看護の難しさに直面した》という意味づけをし、ターミナル患者や家族に関わる看護師としての役割やターミナル患者や家族との相互作用を導く価値・信念になる職業的アイデンティティであった。このカテゴリーは、[ターミナル患者や家族の思いを聞いて関わる]、[ターミナル患者が家族と過ごせるように関わる]、[患者のその人らしさを守りながら関わりたい] というサブカテゴリーから構成された。図6-16の*は、以下の生データが示す看護実践の経験および、意味づけと職業的アイデンティティを示している。

*・ターミナル患者への治療方針へのジレンマを感じ、家族からは感謝されたが、もっと出来たのではないかと思えた経験
・余命1か月のターミナル患者に外泊ができて、信頼関係を感じた経験

↓

《看取りの看護の難しさに直面した》
*〈もっと良い関わりが出来たのではないかと思った〉
*〈治療方針や家族の思いにジレンマを感じてモヤモヤした〉
〈家族を巻き込むタイミングが難しい〉
〈家族の言葉で看取りの看護が出来たと思った〉

↓

【ターミナル患者に自分ができることを考える】
［ターミナル患者や家族の思いを聞いて関わる］
［ターミナル患者が家族と過ごせるように関わる］
*［患者のその人らしさを守りながら関わりたい］

図6-16　看護実践の経験の意味づけから【ターミナル患者に自分ができることを考える】につながるプロセス

キャリア初期看護師は、ターミナル患者の状態が徐々に悪化する中で積極的治療を進める治療方針と家族との間でジレンマを感じていた。キャリア初期看護師は、〈治療方針や家族の思いにジレンマを感じてモヤモヤ〉しながらも、患者や家族のために医師に繰り返し進言しながら家族の体調を気遣う言葉をかけるなど、患者と家族のケアを行った。その後、患者が亡くなり、家族の感謝の言葉から〈家族の言葉で看取りの看護が出来たと思った〉という意味づけと、〈もっと良い関わりが出来たのではないか〉という意味づけをしていた。また、看病によって疲労している〈家族を巻き込むタイミングが難しい〉など、《看取りの看護の難しさに直面した》という意味づけをしていた。これらの意味づけからキャリア初期看護師は、まずは［ターミナル患者や家族の思いを聞いて関わる］ことが重要であり、可能な限り［ターミナル患者が家族と過ごせるように関わる］ことや［患者のその人らしさを守りながら関わりたい］という【ターミナル患者に自分ができることを考え

る】という職業的アイデンティティにつなげていた。

（意味づけの生データ）

・そのジレンマっていうのは……、その方は、もともと亡くなるっていうことを入院時にはイメージしてなかったんですよ。看護スタッフでも医者サイドも、……（中略）、で、もうターミナルやし、何て言うか、治療でできることがないっていうことになったんですけど、やっぱり主治医が外科っていうこともあってその方を看取っていくとか、この人の最期を良い最期にと言うか、穏やかな最期にして迎えるっていう方向じゃなく、何かあればICUへ入って、最後まで呼吸器を付けてっていう主治医の方針だったんです。で、もう見るからに、患者さんは、かなり衰弱しきってるし、人工呼吸器をつけても、すぐに抜管できるような状態でもないし、せん妄も始まってたし、……。(F)

・亡くなる前日か、その前ぐらいにやっと、治療できませんっていう決断を下して、主治医が、で、最後は、自分が勤務してる時に患者さんが亡くなったんです。で、その時に家族さんから「あなたに看てもらえて、本当に良かったよ」っていう風にその家族さんが言ってくれて、何かその時も、自分で良かったのか、もっと早く、何かもうちょっと、その人が亡くなるにしても安楽に亡くなれることができたら良かったのになぁとか、もっと主治医にうまく自分が伝えれたら、この方はここまで辛い思いをしなくて……（中略）、もうちょっと早い段階でというか、主治医にうまく伝えたりとか、家族の思いを代弁できたりとか、その家族の思いも一緒に整理できたら良かったのかなぁって思ったりして……。(F)

（職業的アイデンティティの生データ）

・そうですね。まぁ治療がうまくいく人もいるけど、中には亡くなる人もいて、で、どんな人もたとえば亡くなるとしても、やっぱりその人らしく最後は亡くなれるように、自分が関われるようになりたいなと思いました。(F)

5）【看護師としての自分が実感しにくい】

【看護師としての自分が実感しにくい】は、キャリア初期看護師が、自信をもって他者に伝える看護の考えがなく、うまく看護がいかないことから自分が看護師として成長しているのか不安になったり、患者に対する思いがなくなっている自分に気づき、看護師としての自分を見失っている職業的アイデンティティを示している。

【看護師としての自分が実感しにくい】は、図6-17に示すようにキャリア初期看護師が、さまざまな看護実践の経験から《看護師しての自信がない》という意味づけをし、看護師として働くことの意味や看護師であることの価値・信念が揺らぐ職業的アイデンティティであった。このカテゴリーは、［看護師として成長しているのかわからない］、［患者への思いがなくなる］、［看護への考えがない］というサブカテゴリーから構成された。図6-17の*は、以下の生データが示す看護実践の経験および、意味づけと職業的アイデンティティを示している。

キャリア初期看護師は、疼痛がある患者との関わりの中で、痛みのために

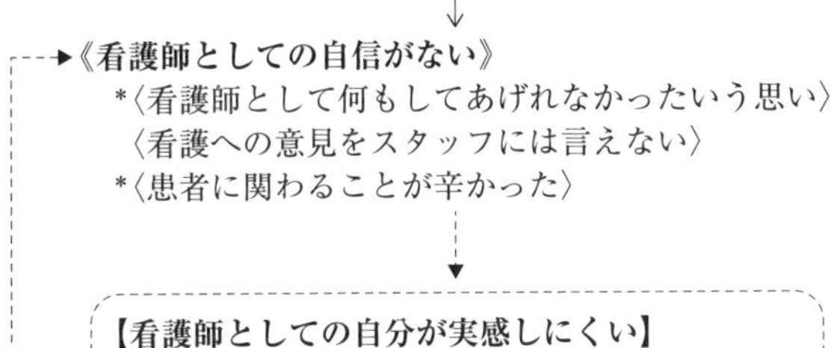

図6-17　看護実践の経験の意味づけから【看護師としての自分が実感しにくい】につながるプロセス

患者が泣いている場面で｛何をしてあげたらいいのかわからない｝と思いながらも、カンファレンスで先輩看護師に相談し介入しようと試みた。しかし、患者は介入を拒み、厳しい言葉をキャリア初期看護師にぶつけてくることから、キャリア初期看護師は〈患者に関わることが辛い〉、自分は受け持ち〈看護師として何もしてあげれなかった〉など、《看護師としての自信がない》という意味づけをしていた。また、自分の気持ちや患者に対する〈看護への意見をスタッフには言えない〉、自分の意見を押し通すだけの自信がないと意味づけしていた。これらの意味づけからキャリア初期看護師は、今まで純粋に思っていた［患者への思いがなくなる］、もう［看護への考えがない］、自分が［看護師として成長しているのかわからない］など、【看護師としての自分が実感しにくい】という職業的アイデンティティにつなげていた。

（意味づけの生データ）

・なんかしてあげたいって思うんですけども、何をしてあげたらいいか分からんかったり……。すごいあちらこちら、結構痛がったりもされるので、自分も結構辛くなってきて。……（中略）、もうすごい辛く当たられたりもしたんで、そのときは……。(B)

・自分も何もできてなかったから、そうやって当たられる……そうやって思うんやろうなって、確かにそうやなっていうふうに思って、……（中略）、自分もなんかやっていて、毎日ケアするのも辛くなってきたり……。(B)

（職業的アイデンティティの生データ）

・１年目の時は純粋に何でもできていたことが、毎日毎日やってたら面倒くさいじゃないけど、そういうふうに思っている自分があったり……面倒くさいっていうか……。患者さんに対して……純粋にこう何かしてあげたい、何かしてあげたいって前は思っていたような気がするんですけど……。(B)

4．〔専門職として看護師の使命を自覚し、自分なりの看護を追求する〕

〔専門職として看護師の使命を自覚し、自分なりの看護を追求する〕は、キャリア初期看護師が、日々の看護実践の一つひとつの行為に責任を持って関わり、患者の希望の実現にむけて調整するなど、専門職としての看護師の役割・使命を自覚しながら患者や家族と関わり、自分なりの看護の価値や信念を持ち始め、さらに自分なりの看護を発展させていきたいとする職業的アイデンティティを示していた。

〔専門職として看護師の使命を自覚し、自分なりの看護を追求する〕は、図6-18で示すように８つの意味づけのカテゴリー《責任をもって対応することが信頼につながることが分かった》、《忙しくても一人ひとりに声をかけることを忘れてはいけない》、《看護師としての成長を実感している》、《自分の看護が患者や家族に伝わっていると確信した》、《関係性を築きながら希望を叶えた手ごたえを感じた》、《家族のためにも看護師として看取りで出来ることを考えて関わる》、《看護師としての自信が出てきた》、《もっと看護師として成長したい》と６つの職業的アイデンティティ【看護師として責任をもって患者に関わる】、【患者の変化に気づき患者を安楽につなげる】、【医療と患者をつなぎ、希望を実現させる】、【ターミナル患者の最期を意識して関わる】、【専門職として患者の心に残る看護師になる】、【自分が思う看護の形を探している】から構成された。

この段階のキャリア初期看護師は、リーダー業務をする機会が増えることにより、看護チームや医師、他職種との調整をする役割が多い状況であった。患者との関わりにおいて「あなたに出会えて良かった」と看護師としての自分の存在を認められる経験や患者の希望を叶えることができた経験など、さまざまな看護実践の経験していた。このような状況でキャリア初期看護師は、日々の看護実践の中で〈自分の表情や態度が周りに影響する〉ことや〈周りの情報に惑わされ〉ずに、〈患者と関わっている時を大切にする〉など、《責

看護実践の経験

患者や家族から感謝された経験、患者から自分の存在を認められた経験、患者と信頼関係を実感できた経験、ターミナル患者や家族に喜ばれた経験、患者の希望が叶えられた経験、看護師としての使命感を実感できた経験 など

↓

意味づけ

《責任をもって対応することが信頼につながることが分かった》
《忙しくても一人ひとりに声をかけることを忘れてはいけない》
《看護師としての成長を実感している》
《自分の看護が患者や家族に伝わっていると確信した》
《関係性を築きながら希望を叶えた手ごたえを感じた》
《家族のためにも看護師として看取りで出来ることを考えた》
《看護師としての自信が出てきた》
《もっと看護師として成長したい》

⇐ 影響要因
『患者や家族との信頼関係の実感』
『「できた」という実感』

↓

職業的アイデンティティ

【看護師として責任をもって患者に関わる】
【患者の変化に気づき患者を安楽につなげる】
【医療と患者をつなぎ、希望を実現させる】
【ターミナル患者の最期を意識して関わる】
【専門職として患者の心に残る看護師になる】
【自分が思う看護の形を探している】

図6-18 〔患者の状況や変化から自分なりの看護を意識する〕という段階のキャリア初期看護師の看護実践の経験の意味づけから職業的アイデンティティにつながるプロセス

任をもって対応することが信頼につながることが分かった》という意味づけや、患者のなにげない言葉から気持ちを考え、《忙しくても一人ひとりに声をかけることを忘れてはいけない》という意味づけから【看護師として責任をもって患者に関わる】という職業的アイデンティティにつなげていた。また、患者や家族との関わりの中で、患者や家族の様子から《自分の看護が患

者や家族に伝わっていると確信した》、《関係性を築きながら希望を叶えた手ごたえを感じた》、《看護師としての成長を実感している》という、今まで感じなかった看護師としての自らの変化や看護の手ごたえについて意味づけし、その意味づけから【患者の変化に気づき患者を安楽につなげる】、【医療と患者をつなぎ、希望を実現させる】という看護師の使命ともいえる職業的アイデンティティにつなげていた。さらに、この段階のキャリア初期看護師は、ターミナル患者や家族との看護実践の中で、ターミナル患者の視点だけを考えるのではなく、《家族のためにも看護師として看取りで出来ることを考えて関わる》という意味づけから【ターミナル患者の最期を意識して関わる】というターミナル患者や家族との相互作用を導く職業的アイデンティティにつなげていた。そして、自分が自信を持って関わりを行った結果、患者や家族から喜ばれるというフィードバックから、《看護師としての自信が出てきた》、《もっと看護師として成長したい》という看護師である自分を確信する意味づけをし、その意味づけから【専門職として患者の心に残る看護師になる】という信念や、【自分が思う看護の形を探している】という看護師としての自らを発展させていこうとする職業的アイデンティティにつなげていた。

1）【看護師として責任をもって患者に関わる】

【看護師として責任をもって患者に関わる】は、キャリア初期看護師が、忙しい状況の中でも、患者の観察を目視だけで終わらせるのではなく、患者や家族に積極的に声をかけ、どのような患者にも平等に関わり、思い込みで判断することなく、責任をもって患者に関わることを重視している職業的アイデンティティを示している。

【看護師としての責任をもって患者に関わる】は、図6-19に示すようにキャリア初期看護師が、さまざまな患者との関わりの中で《責任をもって対応することが信頼につながることが分かった》という意味づけをし、看護師としての行動や患者との相互作用を導く価値や信念になる職業的アイデンティ

・患児の手術に不安が強い家族の話を聞き、「あなたに会えて良かった」と言われた経験
*・患者への指導場面で患者の表情が変わり、感謝された経験
・脊損患者とのケアや会話などの関わりの中で信頼関係を実感できた経験
・再入院の患者が2年前のことを覚えていた、あなた出会えてよかったと言われた経験
・強い呂律困難がある患者の言葉を聞き取ろうと懸命に関わり、患者との関係性が実感できた経験

↓

《責任をもって対応することが信頼につながることが分かった》
〈自分の表情や態度が周りに影響する〉
*〈患者の言葉から自分の対応に自信が持てた〉
〈周りの情報に惑わされない〉
〈患者と関わっている時を大切にする〉
〈患者の状況や気持ちを考慮して関わると関係性が変化した〉

《忙しくても一人ひとりに声をかけることを忘れてはいけない》
〈忙しいことをできない理由にしない〉
〈患者の言葉から平等に関わらないといけないと思った〉

↓

【看護師として対応に責任をもって患者に関わる】
[笑顔で丁寧に患者に接する]
[効率性を重視して些細な依頼をおろそかにしない]
[好き嫌いではなく平等に患者に関わることを心がける]
[目視だけでなく積極的に患者や家族に話しかける]
[思い込みで決めつけずに自分で確認する]
*[積極的に患者の背景に関心を持ち、関わり方を工夫する]

図6-19　看護実践の経験の意味づけから【看護師としての責任をもって患者に関わる】につながるプロセス

ティであった。このカテゴリーは、[笑顔で丁寧に患者に接する]、[効率性を重視して些細な依頼をおろそかにしない]、[好き嫌いではなく平等に患者に関わることを心がける]、[目視だけでなく積極的に患者や家族に話しかける]、[思い込みで決めつけずに自分で確認する]、[積極的に患者の背景に関心を持ち、関わり方を工夫する]というサブカテゴリーから構成された。以

下の生データによって、このカテゴリーが生成されたプロセスの一例を示す。図6-19の*は、以下の生データが示す看護実践の経験および、意味づけと職業的アイデンティティを示している。

キャリア初期看護師は、気難しい患者が先輩看護師に自分の対応を褒めていたことを聞き、改めて｛患者から言われたことを絶対することで信頼関係につながる｝ことを実感し、〈患者の言葉から自分の対応に自信が持てた〉、〈自分の表情や態度が周りに影響する〉という意味づけや、患者のちょっとした言葉から〈平等に関わらないといけない〉、〈忙しいことをできない理由にしない〉、《忙しくても一人ひとりに声をかけることを忘れてはいけない》という意味づけをしていた。それらの意味づけから［効率性を重視し過ぎて些細な依頼もおろそかに対応しない］、どんな時でも［笑顔で丁寧に接する］ことや、［目視だけでなく、積極的に患者や家族に話しかける］、［好き嫌いではなく平等に患者に関わることを心がける］という職業的アイデンティティにつなげていた。また、厳しい状況にある患者と関わる時は、｛患者のために何ができるかベッドサイドに行かないと分からない｝、〈周りの情報に惑わされない〉、〈患者と関わっている時間を大切にする〉、〈患者の状況や気持ちを考慮して関わると関係性が変化した〉という意味づけから、［思い込みで決めつけずに自分で確認する］ようにしている、［積極的に患者の背景に関心を持ち、関わり方を工夫する］という職業的アイデンティティにつなげていた。

（意味づけの生データ）

・心不全の方やったんですけど……（中略）、指導させてもらってて、まず、心臓の解剖生理であったりとか病態であったりとか、何で、このラシックスを飲まなあかんかっていうことを一つ一つ説明してたら、すごいハッと された感じで、すごい「ああ～そうやってんな、だから、飲まなあかんのやな」っていうのをそこでわかって、「こんな大事な薬、何で飲まなかったんだろう」っていうので、すごい感謝されたんですよ。(O)

（職業的アイデンティティの生データ）

・まずは、その入院前の生活っていうところですね。どういった生活されてたのかっていうのを情報収集して、先ほども言ったようにちゃんと継続した食事であったりとか療養生活、しっかりと大事な制限せなあかんとかは、きちんと長期的にできるような指導。それも、個別性に合った指導やと思うんですけど、それを知ろう、わかろうと思ったら、やっぱり入院前の生活とかを主に深く聞くようにしてるっていうのと、……。(O)

2）【患者の変化に気づき患者を安楽につなげる】

【患者の変化に気づき患者を安楽につなげる】は、キャリア初期看護師が患者の些細な表情の変化や身体的変化を自分の五感で把握し、患者の身体的・精神的な苦痛を少しでも取り除き、安楽につなげようとする職業的アイデンティティを示している。

【患者の変化に気づき患者を安楽につなげる】は、図6-20に示すようにキャリア初期看護師が、さまざまな患者や家族との関わりから、《看護師とし

・患者への指導場面で患者の表情が変わり、感謝された経験
*・患児の手術に不安が強い家族の話を聞き、「あなたにあえて良かった」と言われた経験
・患者の希望である在宅への退院に向けて、取り組み、患者の希望がかなえられた経験

↓

《看護師としての成長を実感している》
〈看護師として患者の些細な変化に気づけるようになってきた〉
*〈患者の言葉や変化から看護師としての遣り甲斐を感じる〉

↓

【患者の変化に気づき患者が安心できる看護をする】
［五感を使って患者の体と心を看て気づく］
*［患者の苦痛を軽減させて気持ちを落ちつかせる］

図6-20　看護実践の経験の意味づけから【患者の変化に気づき患者を安楽につなげる】につながるプロセス

ての成長を実感している》という意味づけをし、看護師として役割や自信につながる職業的アイデンティティであった。このカテゴリーは、[五感を使って患者の体と心を看て気づく]、[患者の苦痛を軽減させて気持ちを落ちつかせる] というサブカテゴリーから構成された。図6-20の*は、以下の生データが示す看護実践の経験および、意味づけと職業的アイデンティティを示している。

キャリア初期看護師は、さまざまな患者や家族との関わりの中で、〈看護師として患者の些細な変化に気づけるようになってきた〉という自分の変化の意味づけや、苦痛がある〈患者が落ち着けることが大事〉という意味づけから、看護師は [五感を使って患者の体と心を看て気づく] ことが必要であり、不安や苦痛がある患者や家族には [苦痛を軽減させて気持ちを落ち着かせる] ことが看護師の役割として重要という職業的アイデンティティにつなげていた。

（意味づけの生データ）

・夜勤で行った時に「大丈夫ですか？」って言って声をかけたら「もう不安で不安で……」って涙を流しておられたんです。子どもがオペに行ってから私と会うまでの間に一言も誰ともしゃべってなかったみたいで、私が声をかけて「今日初めてしゃべりました」と言われてて、……（中略)、私が毎日毎日出勤する時に行ったら、子どもに「あ、来てくれたよ、A さん来てくれたよ」って言って話しかけてくれて、……（中略)、お母さんとは、1回病室に行ったら、まあ1時間ぐらいしゃべってたりするんですけど……（中略)、主にはその子どものことなんですけど、……（中略)、で、ちょっとずつ、少しずつ距離が縮めていけたかなと。(Q)

（職業的アイデンティティの生データ）

・ちょっとでも苦痛に思っていることとか、辛いことが、少しでも軽減できるように関わっていくことなのかなと思います。(Q)

3）【医療と患者をつなぎ、希望を実現させる】

【医療と患者をつなぎ、希望を実現させる】は、キャリア初期看護師が患者の希望を把握し、希望の実現のために、医師を含め周りとうまく調整しながら関わることで、患者の希望を実現させようとする職業的アイデンティティを示している。

【医療と患者をつなぎ、希望を実現させる】という職業的アイデンティティのカテゴリーは、図6-21に示すようにキャリア初期看護師が、さまざまな

・白血病の子供の母親にお話しノートを作り母親から感謝された経験
*・患者の希望である在宅への退院に向けて、取り組み、患者の希望がかなえられた経験
・患児の手術に不安が強い家族の話を聞き、「あなたにあえて良かった」と言われた経験
・強い呂律困難がある患者との関わりで受け持ちとしての使命感を実感した経験

《自分の看護が患者や家族に伝わっていると確信した》
〈心地よいケアをすると患者が思いを話してくれることが多い〉
〈患者や家族の言葉から自分の思いが伝わっていることが分かった〉
〈患者から頼られていると感じた〉

《関係性を築きながら希望を叶えた手ごたえを感じた》
〈患者の言葉や変化から看護師としての遣り甲斐を感じた〉
*〈受け持ち看護師としての役目と思った〉
〈患者の希望を叶えられることができた〉

【医療と患者をつなぎ、希望を実現させる】
［患者の思いや希望を引き出すきっかけを作る］
［患者の思いを最後までしっかり聞く］
*［医師をうまく動かす］
［看護を押し付けずに一緒に取り組む］
［患者が継続できる指導をする］
［患者の希望を諦めずに調整して実現させる］

図6-21　看護実践の経験の意味づけから【医療と患者をつなぎ、希望を実現させる】につながるプロセス

患者や家族との関わり経験から《自分の看護が患者や家族に伝わっていると確信した》、《関係性を築きながら希望を叶えた手ごたえを感じた》という意味づけをし、その意味づけから受け持ち看護師として役割の意味、患者や家族との相互作用を導く価値や信念となる職業的アイデンティティであった。このカテゴリーは、[患者の思いや希望を引き出すきっかけを作る]、[患者の思いを最後までしっかり聞く]、[医師をうまく動かす]、[看護を押し付けずに一緒に取り組む]、[患者が継続できる指導をする]、[患者の希望を諦めずに調整して実現させる] というサブカテゴリーから構成された。以下の生データによって、このカテゴリーが生成されたプロセスの一例を示す。図6-21の*は、以下の生データが示す看護実践の経験および、意味づけと職業的アイデンティティを示している。

キャリア初期看護師は、呼吸困難がある患者との関わりの中で、患者への負担が少なくリラックスできる〈心地よいケアをすると患者が思いを話してくれることが多く〉という意味づけから [患者の思いをや希望を引き出すきっかけを作り]、忙しくても患者の言葉を遮ることなく [患者の思いを最後までしっかりと聞く] ことや、患者に対して無理に [看護を押し付けずに一緒に取り組み]、指導したことだけに満足するのではなく、[患者が継続できる指導をする] という職業的アイデンティティにつなげていた。また、難病がある患者との関わりの中で、患者の「自宅に帰りたい」という言葉から在宅への退院調整に向けて関わった。一人暮らしや身体状況からスタッフは在宅への退院には積極的ではなかったが、キャリア初期看護師は、患者の希望を叶えるためにリーダーシップを発揮して、根気強く調整し続けた。このような関わりの中で、患者の言葉や態度から〈患者から頼られていると感じた〉、〈患者や家族の言葉から自分の思いが伝わっていることが分かった〉という意味づけをし、自宅への退院が決まり、その日を迎えることが出来た時、〈患者の希望を叶えることができた〉、〈患者の言葉や変化から看護師としての遣り甲斐を感じた〉、患者と一緒に退院というゴールに向かえるのは〈受け持ち看護師の役目と思った〉、《関係性を築きながら希望を叶えた手ごたえを感じた》という意味づけをしていた。その意味づけから｛患者が医師に言いにくい内容を医師に相談しながら進め｝ていくことや、｛患者の状態が改善できるように医師を操る｝といった［医師をうまく動かす］ことや、｛患者の希望を実現する橋渡しをするのが看護師の仕事｝といった［患者の希望を諦めずに調整して実現させる］という職業的アイデンティティにつなげていた。

（意味づけの生データ）

・この人で悩んでた時は、もう毎日悩んでて、どうしよう、どうしようみたいな、で、毎日相談したりとかしてたんで、やっぱりそこまで思えるのって受け持ち看護師だけなんかなって思ったこともあって……（中略）、この人が元気になって退院するためには、どうしてあげたらいいんかなみたいな（T）

（職業的アイデンティティの生データ）

・やっぱり自分の目で確認して、患者さんがこうやから先輩とかドクターに相談しようっていう風に、……（中略）、「患者さん、最近こんな様子やから緩和ケアとかどうですか？」とか、そういうちょっと患者さんの言ってはることを、改善とか緩和とかできるような方向に主治医を操るじゃないですけど、目を向けてもらうようにしていくのが、看護師ができることかなと……。（T）

・患者さんは、「先生にはあかんて言われると思うから言わへん」みたいな感じやけど、看護師にはちょっとした１つの希望として「実現できるとは思ってないけど、こんなことしたいんや」ってポツって言わはったりはするので、それをみんなでほんまに無理なんかというのを考えて、実現してあげたらなっていうのを……やっぱりドクターと看護師には言うことが患者さん違うので、その橋渡しをしてあげるのも看護師の仕事かなと。（T）

4）【ターミナル患者の最期を意識して関わる】

【ターミナル患者の最期を意識して関わる】は、キャリア初期看護師がターミナル患者や家族の思いを把握して、漠然とした準備ではなく、最期の時を意識して看護師としてできることはないかと考えて関わるという職業的アイデンティティを示している。

【ターミナル患者の最期を意識して関わる】は、図6-22に示すようにキャリア初期看護師が、ターミナル患者や家族との関わりの中で《家族のためにも看護師として看取りで出来ることを考えた》という意味づけから看護師としての役割や、ターミナル患者や家族との相互作用を導く価値や信念となる職業的アイデンティティであった。このカテゴリーは、[ターミナル患者の思いを把握して関わる]、[外泊できるタイミングを見極める]、[看取りの瞬間まで大事にする] というサブカテゴリーから構成された。図6-22の*は、以下の生データが示す看護実践の経験および、意味づけと職業的アイデンティティを示している。

*・看取りの場面で家族に電話で患者に話しかけられるように関わり感謝された経験
・痛みが強いターミナル患者の希望である外出ができ、患者や家族に喜ばれた経験

↓

《家族のためにも看護師として看取りでできることを考えた》
〈看護師としてできることを考えて関わる〉
*〈家族に喜ばれる看取りが出来た〉

↓

【ターミナル患者の最期を意識して関わる】
[ターミナル患者の思いを把握して関わる]
*[看取りの瞬間まで大事にする]
[外泊できるタイミングを見極める]

図6-22　看護実践の経験の意味づけから【ターミナル患者の最期を意識して関わる】につながるプロセス

キャリア初期看護師は、ターミナル患者や家族との関わりの中で、患者の日々の小さな希望や外泊などの希望を叶えるためには〈看護師としてできることを考える〉という意味づけをしていた。その意味づけから［ターミナル患者の思いを把握して関わる］ことや、ターミナル患者の外泊には家族の協力が不可欠であり、タイミングを逃すと実現できなくなる可能性もあるため［外泊できるタイミングを見極める］という職業的アイデンティティにつなげていた。また、最期が近づいた時期にキャリア初期看護師は、患者の状態の変化だけでなく家族の気持ちを汲み取り、《家族のためにも看護師として看取りで出来ることを考えた》、〈家族の喜ばれる看取りができた〉という意味づけから［看取りの瞬間まで大事にする］という職業的アイデンティティにつなげていた。

（意味づけの生データ）

・最後にそうやって聞こえたかどうか分からないですけど、（患者に家族の）声を聞かせてあげれたことは、すごいよかったなと思って……、息子さんもすごい納得してたし、お嫁さんもすごい納得して「ありがとうございました」って言って。（A）

・なんか今の時代、看取る時って、どんなかたちでも声をかけてあげたいって思いがあるやろうなと思ったんで、たとえ携帯であろうと声はかけれるじゃないですかぁ、会えなくても大事だなと思って、私が自分の親が亡くなる時でも、せめてね、最後声でも掛けれたら違うなと思ったんで……。（A）

（職業的アイデンティティの生データ）

・看取りの瞬間まで大事にするようになりました。なんか看取りって、波形見てたら止まるの分かるじゃないですか、でも、その瞬間って家族にとってはすごい鮮明に残るじゃないですか……その瞬間まで大事にしてあげたいなというのが思いました。（A）

5）【専門職として患者の心に残る看護師になる】

【専門職として患者の心に残る看護師になる】は、キャリア初期看護師が、患者と関わりそのものを大切にし、自分が自信をもって看護を実施していくこと、患者の心に残る看護師になること、自分なりの看護を実践していくという決意になる職業的アイデンティティを示している。

【専門職として患者の心に残る看護師になる】は、図6-23に示すようにキャリア初期看護師が、さまざまな患者や家族との関わりの中で、《看護師としての自信が出てきた》という意味づけから、看護師であることの意味や看

・患者への指導場面で患者の表情が変わり、感謝された経験
・痛みが強いターミナル患者の希望である外出ができ、患者や家族に喜ばれた経験
・患児の手術に不安が強い家族の話を聞き、「あなたに会えて良かった」と言われた経験
・脊損患者といろいろな話をすることで一番患者と仲良くなれ、信頼関係を実感できた経験
*・再入院の患者が2年前のことを覚えていた、あなたに出会えてよかったと言われた経験

↓

《看護師としての自信が出てきた》
〈自信をもって患者にケアしている〉
*〈患者の言葉や態度から看護師としての存在を認められた〉
〈単にやるだけでは遣り甲斐にはならない〉
〈看護師という仕事に誇りを感じる〉
〈患者や家族からの信頼を感じた〉

↓

【専門職として患者の心に残る看護師になる】
［専門職としての自覚を持って関わる］
［患者の心に残る看護師になる］
［患者との関わりそのものを大切にする］
*［自分なりの看護をする］

図6-23　看護実践の経験の意味づけから【専門職として患者の心に残る看護師になる】につながるプロセス

護師として働くことの意味を導く価値や信念になる職業的アイデンティティであった。このカテゴリーは、[専門職としての自覚を持って関わる]、[患者の心に残る看護師になる]、[患者との関わりそのもの大切にする]、[自分なりの看護をする] というサブカテゴリーから構成された。図6-23の*は、以下の生データが示す看護実践の経験および、意味づけと職業的アイデンティティを示している。

キャリア初期看護師は、さまざまな患者との関わりの中で、〈自信をもって患者にケアをしている〉ことへの感謝の言葉は嬉しいし、〈患者や家族からの信頼を感じる〉ことで遣り甲斐を感じるが、業務的に〈単にやるだけでは遣り甲斐にはならない〉と意味づけしていた。この意味づけから {患者への説明は医師だけに頼るのではなく}、{看護師は専門職として患者に関わるべき} といった [専門職としての自覚を持って関わる] という職業的アイデンティティにつなげていた。また、さまざまな患者や家族との関わりの中で「あなたに出会えてよかった」という言葉や態度から {自分の関わりは間違っていなかった}、〈患者の言葉や態度から看護師としての存在を認められた〉、〈看護師という仕事に誇りを感じる〉という意味づけをしていた。それらの意味づけから {看護師によって考え方もやり方も違う} が、{時間はかかっても自分のやり方をやっていこう} といった [自分なりの看護をする]、[患者との関わりそのものを大切にする]、[患者の心に残る看護師になる] という職業的アイデンティティにつなげていた。

(意味づけの生データ)

・胸部大動脈乖離の女性で……（中略）また再度、オペすることになって、その患者さんが来られた時に、あの時は本当にありがとうございましたって言ってくれて。２年経っても覚えていてくれて、「あなたに看てもらって良かった」ってちょっと泣いて言われて、「いつも詰め所に来るけど会えなかったり、外来に来てもなかなか会えなかったから、あなたに会えて本当に良かった」って言ってくれたんで、……。(F)

・過去の自分ではあるけど、そういう風にして関われたこと、今までやってきた、具体的っていうのはないかも知れないですけど、良かったなっていう、自分の存在を肯定的に捉えられる一例であったかなと思って、看護がどうとかじゃなくて、自分として看護師としての存在を認めてもらえたなっていう……感じですかね。(F)

(職業的アイデンティティの生データ)

・今としたら、バタバタして救急とかいっぱい入ってきて、患者さんの処置をこなすところが本当に病棟的に多いので、そんな中でも、自分は自分なりの看護をしようかなぁって思って、それで喜んでくれるならいいなと思ったので。まぁ多少、時間はかかったとしても、まぁ自分のやり方をやっていこうと思った。(F)

6）【自分が思う看護の形を探している】

【自分が思う看護の形を探している】は、キャリア初期看護師が、これから看護師を続けるためにも、理想論ではなく、自分が考える看護を追求しようする職業的アイデンティティを示している。

【自分が思う看護の形を探している】は、図6-24に示すようにキャリア初期看護師が、さまざまな患者や家族との関わりの中で《もっと看護師として成長したい》という意味づけから、看護師であることの意味や看護師として働くことの意味を導く価値や信念になる職業的アイデンティティであった。このカテゴリーは、[自分の看護を探している]、[過去の看護をバネにする]、[患者のために看護師を続ける]、[今の看護に自信が持てない時がある] というサブカテゴリーから構成された。図6-24の*は、以下の生データが示す看護実践の経験および、意味づけと職業的アイデンティティを示している。

キャリア初期看護師は、さまざまな患者や家族との関わりの中で、成功体験だけでなく、{モヤモヤとした思いがあり続けるから今も頑張れる} という思いから〈重視する看護が変わってきた〉と意味づけしていた。さらに、

*・患者の希望である在宅への退院に向けて、取り組み、患者の希望がかなえられた経験
・白血病の子供の母親にお話しノートを作り母親から感謝された経験

↓

《もっと看護師として成長したい》
*〈重視する看護が変わってきた〉
〈看護師として視野を広げたい〉

↓

【自分が思う看護の形を探している】
*[自分の看護を探している]
[過去の看護をバネにする]
[患者のために看護師を続ける]
[今の看護に自信が持てない時がある]

図6-24　看護実践の経験の意味づけから【自分が思う看護の形を探している】につながるプロセス

このまま同じ病院で経験を積み重ねるだけでなく〈看護師として視野を広げたい〉という気持ちの一方で、{看護師としてこのまま続けていていいのか}という意味づけから、[今の看護に自信が持てない時がある]という職業的アイデンティティにつなげていた。しかし、キャリア初期看護師は、変化している看護に対する自分の気持ちの意味づけから、辛かった[過去の看護をバネにする]、[患者のために看護師を続ける]、今も[自分の看護を探している]い、これからも{自分の看護を追求する}などの【自分が思う看護の形を探している】という職業的アイデンティティにつなげていた。

（意味づけの生データ）

・やっぱり簡単なことじゃないけど、……（中略）やっぱり、その患者さんの気持ちが全てわかるじゃないですけど、全てはわからなくても、わかろうとしたいし、その気持ちを形にできる看護師になりたいですかね。それは時間上、無理とかそういうのじゃなくって、時間はかかったとしても違う形で叶えたりとか、……

（中略）その人の本当の希望を聞き出せる人になりたいし、聞き出して、その方向へ導いてあげるじゃないですけど、その方向へどうやったら持って行けるんかっていうのをチームで共有して持って行きたいなって思う……（その考え方は変わってきていますか？）いや、変わりました。変わった。変わった。だんだん、だんだん、変化してますね。（N）

（職業的アイデンティティの生データ）

・ちゃんと自分の中でもまだ持ててないのかも知れない。こういう風になりたいっていう先は……（中略）、そこまで長いスパンでまだ見れてない自分がいるかなと。（N）

Ⅳ．｛どう関わればいいのかわからない｝、｛何をしたらいいかわからない｝という意味づけの特徴

1．｛どう関わればいいのかわからない｝という意味づけの特徴的な3つのパターン

キャリア初期看護師は、さまざまな看護実践の中で｛どう関わればいいのかわからない｝という意味づけをしていた。｛どう関わればいいのかわからない｝という意味づけした看護実践の経験の内容は、「死にたい」と患者から言われた経験や疼痛が強い患者から厳しい言葉や拒否的態度を受けた経験、患者から突き飛ばされた経験、若いターミナル患者の関わりに悩んだ経験などであった。経験の時期は、1年目から3年目までであり、場面だけの関わりから長期間にわたる関わりであった。キャリア初期看護師は、困難な状況に直面した時に｛どう関わればいいのかわからない｝という自分の感情に意味づけをしていた。キャリア初期看護師の｛どう関わればいいのかわからない｝という意味づけは、図6-25のように特徴的な3つのパターンを示し、そこから職業的アイデンティティにつながっていた。

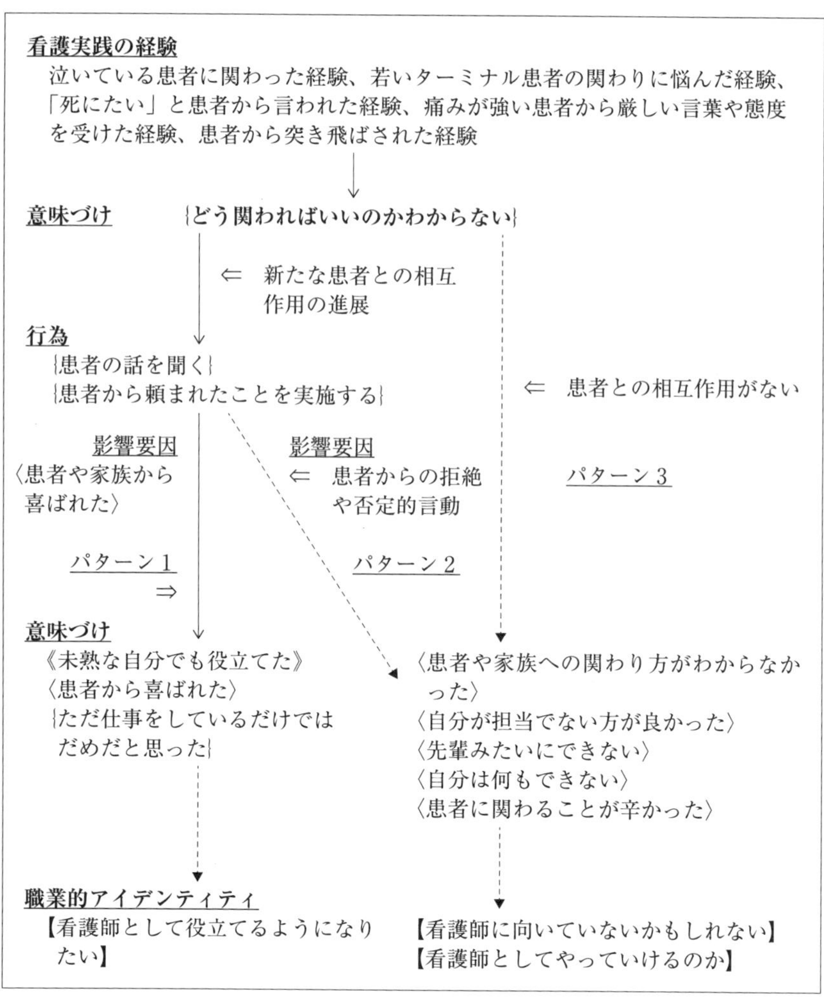

図6-25 {どう関わればいいのかわからない} という意味づけの特徴的な3つのパターンから職業的アイデンティティにつながるプロセス

1つ目のパターンは、キャリア初期看護師が｛どう関わればいいのかわからない｝という意味づけの状態で患者に近づき｛患者の話を聞こうとする｝、｛患者から頼まれたことを実施する｝という行為につなげていた。患者に関わることによって、新たに患者との相互作用が進展し、患者からの感謝の言葉や好意的な態度による肯定的フィードバックによって｛どう関わればいいのかわからない｝という意味づけが、｛ただ仕事しているだけではだめだと思った｝、《未熟な自分でも役立てた》という自分の行為の意味づけに変化していた。その意味づけから【看護師として役立てるようになりたい】という職業的アイデンティティにつながっていた。

2つ目のパターンは、キャリア初期看護師が｛どう関わればいいのかわからない｝という意味づけの状態で患者に近づき｛患者の話を聞こうとする｝、｛患者から頼まれたことを実施する｝という行為につなげて患者に関わったが、患者からの拒絶的・攻撃的な言動や態度による否定的フィードバックによって｛どう関わればいいのかわからない｝という意味づけが、〈自分が担当でない方がよかった〉、〈患者に関わることが辛かった〉という行為に対する負の感情の意味づけに変化していた。その意味づけから【看護師に向いていないかもしれない】、【看護師としてやっていけるのか】という看護師としての適性に迷いを持つ職業的アイデンティティにつながっていた。

3つ目のパターンは、キャリア初期看護師が｛どう関わればいいのかわからない｝という意味づけから、患者への接触を避ける行動につながっていた。そのため、｛どう関わればいいのかわからない｝という意味づけは、意味づけの視点に変化はなく〈患者や家族への関わり方がわからなかった〉、〈自分は何もできない〉という自分の感情に意味づけしていた。これらの意味づけから【看護師としてやっていけるのか】という職業的アイデンティティにつながっていた。

2．{何をしたらいいかわからない} という意味づけを変化させる2つの影響要因と職業的アイデンティティのパターン

キャリア初期看護師の {何をしていいのかわからない} という意味づけは、2つの特徴を示した。その特徴を図6-26に示す。

{何をしていいのかわからない} という意味づけは、ポジティブな職業的アイデンティティとネガティブな職業的アイデンティティにつながっていた。

1つ目は、{何をしていいのかわからない} という意味づけからポジティブな職業的アイデンティティにつながるパターンである。ステップ2のキャリア初期看護師は、{何をしていいのかわからない} という意味づけから〈自分にできることはしようと思った〉、〈自分にできることがあったのではないかと思った〉という意味づけへと変化させ、それらの意味づけから【一人ひとりの患者を重視して関わる】、【看護師としての使命が果たせるようになりたい】という職業的アイデンティティにつなげていた。ステップ3のキャリア初期看護師は、{何をしていいのかわからない} という意味づけから、自分が〈何かできることはないか模索した〉という意味づけへと変化させ、【患者の思いを重視して必要な看護を考える】という職業的アイデンティティにつなげていた。ステップ4のキャリア初期看護師は、{何をしていいのかわからない} という意味づけから、〈看護師としてできることを考えて関わる〉という意味づけへと変化していた。その意味づけから【ターミナル患者の最期を意識して関わる】という職業的アイデンティティにつなげていた。このパターンを辿るキャリア初期看護師は、さまざまな患者との関わりの中で {何をしていいのかわからない} という意味づけした看護実践の経験について振り返っていた。看護実践の経験を振り返る方法は、同期の看護師や先輩看護師に話をするという方法や自分でじっくり考える、ケースレポートで振り返ったなど、さまざまであった。

2つ目は、{何をしていいのかわからない} という意味づけからネガティブな職業的アイデンティティにつながるパターンである。ステップ1のキャリア初期看護師は、〈患者や家族への関わり方がわからない〉という意味づけに変化し、【看護師に向いていないかもしれない】という職業的アイデンティティにつなげていた。ステップ2のキャリア初期看護師は、{何をしていいのかわからない} という意味づけから〈自分には何もできない〉という意味づけにつなげて、【看護師としてやっていけるのか】という職業的アイデンティティにつながっていた。ステップ3のキャリア初期看護師では、{何をしていいのかわからない} という意味づけから〈看護師として何もしてあげれなかった〉という意味づけをして、【看護師としての自分が実感しにくい】という職業的アイデンティティにつなげていた。このパターンを辿るキャリア初期看護師は、さまざまな患者との関わりの中で {何をしていいのかわからない} という意味づけした看護実践の経験を振り返っていなかった。このパターンでは、看護師としての自信をなくす職業的アイデンティティにつながっていた。

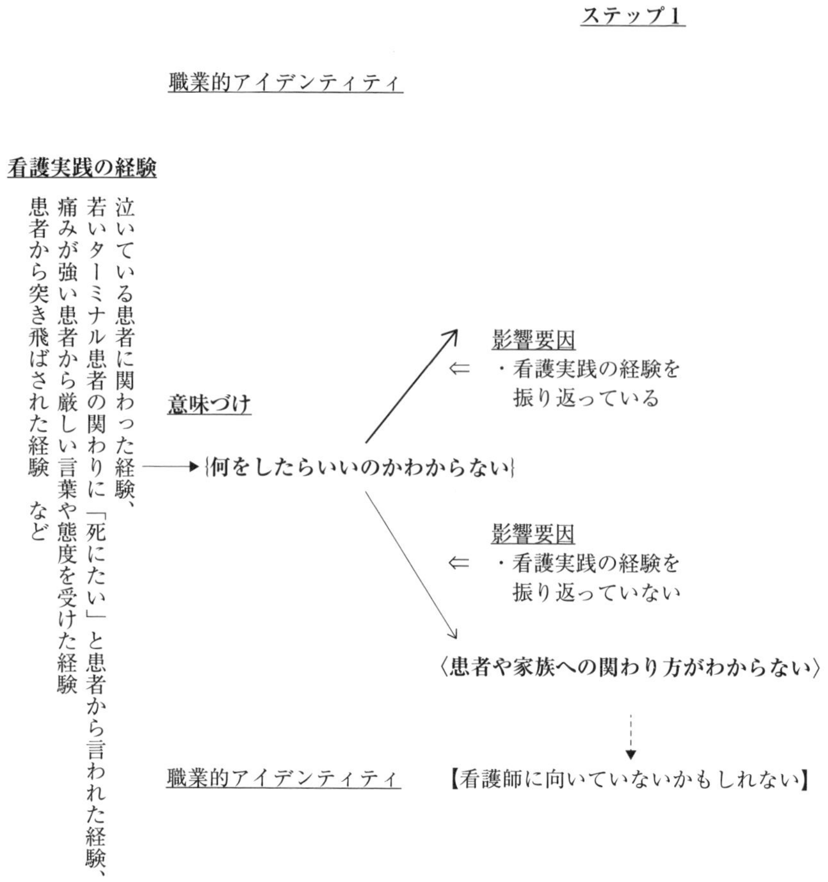

ステップ1

職業的アイデンティティ

看護実践の経験

泣いている患者に関わった経験、
若いターミナル患者の関わりに「死にたい」と患者から言われた経験、
痛みが強い患者から厳しい言葉や態度を受けた経験
患者から突き飛ばされた経験　など

意味づけ

→ {何をしたらいいのかわからない}

影響要因
⇐ ・看護実践の経験を振り返っている

影響要因
⇐ ・看護実践の経験を振り返っていない

〈患者や家族への関わり方がわからない〉

職業的アイデンティティ　【看護師に向いていないかもしれない】

図6-26　{何をしたらいいのかわからない}という

ステップ2

【一人ひとりの患者を重視して関わる】
【看護師としての使命が果たせるようになりたい】

〈自分のできることはしようと思った〉
〈自分にできることがあったのではないかと思った〉

〈自分には何もできない〉

【看護師としてやっていけるのか】

ステップ3

【患者の思いを重視して必要な看護を考える】

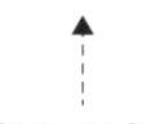

〈何かできることはないか模索した〉

〈看護師として何もしてあげれなかった〉

【看護師としての自分が実感しにくい】

ステップ4

【ターミナル患者の最期を意識して関わる】

〈看護師としてできることを考えて関わる〉

〈　〉意味づけのサブカテゴリー、｛　｝意味づけの下位概念
【　】職業的アイデンティティのカテゴリー
→ 看護実践から意味づけへ　→ 意味づけへ　⇢ 職業的アイデンティティへ

意味づけの変化からつながる職業的アイデンティティ

第7章　考　察

Ⅰ．キャリア初期看護師の職業的アイデンティティの特徴

本研究は、グラウンデッド・セオリー・アプローチ（Strauss&Corbin, 2008）を用いて、看護実践の経験の意味づけからみたキャリア初期看護師の職業的アイデンティティの形成プロセスを明らかにした。ここでは、キャリア初期看護師の職業的アイデンティティの特徴とキャリア初期看護師の職業的アイデンティティの形成プロセスに影響する要因について考察する。そして、看護実践への示唆、理論の評価、研究の限界と今後の課題について述べる。

キャリア初期看護師は、与えられた仕事で時間に追われ（永田ら, 2005；下地, 2014）、看護実践を振り返る習慣が少なく（新, 2009）、同僚と看護観を話す機会が少ない（吉田, 2011）状況にある。このような中で、キャリア初期看護師の職業的アイデンティティの形成プロセスの特徴は、職業的アイデンティティが自分の状況から患者・家族へと視点が広がり、さらに患者や家族の思いや専門職としての自分なりの看護を意識するという深まりへと変化しながら形成することであった。

キャリア初期看護師の職業的アイデンティティの特徴として、ステップ１・２のキャリア初期看護師は〈患者や家族の姿に感動した〉、〈患者の回復した姿から看護の力を実感した〉という意味づけから【看護師として患者の役に立てるようになりたい】、【看護師としての使命が果たせるようになりたい】という職業的アイデンティティにつなげていた。この職業的アイデンティティは、“看護師として……なりたい”という目標となる看護師像の要素

が含まれていた。新卒看護師は、密接な関わりがない「患者の回復に喜び」を感じることを成功体験として捉えている（中納, 2007）ことや看護師の魅力を感じるきっかけになる（川島ら, 2010）ことから、これらの意味づけは、自分が密接に関わった患者の回復のではなく、重症だと思っていた患者の回復を目の当たりに実感したものであった。小泉（2010）は、経験の浅い助産師の感情体験は受動的感情が特徴であると述べているように、〈患者や家族の姿に感動した〉、〈患者の回復した姿から看護の力を実感した〉という意味づけは受動的感情と考えることができる。諸江ら（2005）は、経験がもたらした感情は、看護師の認識を発展させると述べている。さらに、小泉（2010）は、看護実践を通じて心を動かされた感情体験が職業的アイデンティティの発達に影響することを明らかにしている。看護実践の中で、密接に関わる患者だけでなく、患者の回復に感動し、喜びという感動から職業的アイデンティティにつなげることは、キャリア初期看護師の特徴の一つであると考えられる。

川島ら（2010）は、患者との関わりの中で「患者との良好な関係」が看護師の魅力を感じるきっかけになると述べている。患者との関係を示す意味づけのサブカテゴリーは、ステップ1では〈患者や家族と会話することで今までにない関係性を感じた〉、ステップ2では〈自分の関わりで患者や家族が変化したことが嬉しかった〉、ステップ3では〈積極的に関わったことで関係性が変化した〉、〈家族と一緒にケアをすることで手ごたえを感じた〉、ステップ4では〈患者や家族からの信頼を感じた〉であった。患者との関係性については、今までにない関係性の実感から確実な手ごたえへと意味づけが変化していた。Belcher ら（2009）は、患者との信頼関係において“親密さ”というカテゴリーを明らかにしている。この“親密さ”は“他者への関心”につながり、患者との信頼関係の構築に貢献すると述べている（Belcher et al, 2009）。ステップ1の〈患者や家族と会話することで今までにない関係性を感じた〉という意味づけからつなげた【患者や家族と会話することを心がける】という職業的アイデンティティは、患者や家族との信頼関係の構築につながるカテゴリーであり、キャリア初期看護師の職業的アイデンティティの特徴であると考える。

次のキャリア初期看護師の職業的アイデンティティの特徴として、患者の厳しい言葉や態度をきっかけに看護師としての自信を失い、離職につながる可能性がある職業的アイデンティティとして、ステップ1で【看護師に向いていないかもしれない】、ステップ2で【看護師としてやっていけるのか】、ステップ3で【看護師としての自分が実感しにくい】というカテゴリーがあった。大森ら（2012）は、就職して1年以内に離職した新卒看護師の離職につながった体験として【自分の脆さ】、【看護することの難しさ】というカテゴリーを明らかにしている。離職した新卒看護師は、〈他者と比較し、できない自分を自覚する〉という体験は、【自分の脆さ】というカテゴリーに含まれており、〈自分では対応しきれない場面に悩む〉という体験は【看護することの難しさ】に含まれていた。これは、本研究の【看護師に向いていないかもしれない】の［出来ないことが多い］［患者や家族とうまく関われない］［患者にあった指導ができない］と【看護師としてやっていけるのか】の［患者の苦痛に対応できない］という職業的アイデンティティに類似している。そして、【看護師としての自分が実感しにくい】の［患者への思いがなくなる］、［看護への考えがない］という職業的アイデンティティは、長期的なストレスやバーンアウトを経験した看護師におこる仕事の評価に対する無気力な状態に類似していた。松崎ら（2004）は、21～26歳の看護師は、自分の能力への不安が離職理由で最も多いことを明らかにしている。よって、【看護師に向いていないかもしれない】、【看護師としてやっていけるのか】、【看護師としての自分が実感しにくい】という職業的アイデンティティは、離職につながる可能性が高いと考えることができる。したがって、新卒看護師を含めキャリア初期看護師の離職率から考えると、キャリア初期看護師のポジティブな職業的アイデンティティの形成に向けて、何らかの教育的支援が必要であると考えられる。

次に、キャリア中期看護師やアメリカのCNS、看護管理者の職業的アイデンティティとキャリア初期看護師の職業的アイデンティティを比較してキャリア初期看護師の職業的アイデンティティの特徴について考察する。

キャリア中期看護師の職業的アイデンティティについては、Gregg（2002）が職業的アイデンティティを確立するプロセスについて【看護とのきずな】というコアカテゴリーで説明している。このプロセスは、「仕事の経験からの学び」というカテゴリーがもとになって、「看護の価値の認識」「自己の看護観の確立」につながり、職業的アイデンティティが確立すると述べている（Gregg, 2002）。しかし、Gregg（2002）は研究の限界として、どのように看護実践と関連しているのかについては説明できないと述べている。つまり、どのように仕事の経験から学び、看護の価値の認識や自己の看護観の確立につなげているのかは示されていない。本研究は、キャリア初期看護師がどのような看護実践の経験から、どのように意味づけすることで、どのような職業的アイデンティティにつながるのかというプロセスを明らかにした。これは、Gregg（2002）が詳細に示していない「仕事の経験からの学び」に基づく職業的アイデンティティ形成の詳細なプロセスであり、キャリア初期看護師の職業的アイデンティティの形成のプロセスの特徴である。

アメリカのCNS（Clinical Nurse Specialist）の職業的アイデンティティについては、Gregg（2001）が平均年齢44.3歳、CNS平均経験年数10.4年のCNSの職業的アイデンティティを確立するプロセスを【コミットメントの発達】というコアカテゴリーで説明している。これは、「コミットメントすること」「影響を及ぼすこと」「認められること」が段階的に確立すると述べている（Gregg, 2001）。最初の段階である「コミットメントすること」は、このプロセスの基礎であり、人々や地域を援助したいという気持ちと専門職としての看護への傾倒であると説明している（Gregg, 2001）。アメリカのCNSの職業的アイデンティティを確立するプロセスは、すでに看護師としての職業的アイデンティティを確立していることが前提である点が、キャリア初期看護師の職業的アイデンティティの形成プロセスと大きく異なる点である。本研究の【専門職として患者の心に残る看護師になる】という職業的アイデンティティは、アメリカのCNSの「認められること」という職業的アイデンティティの基になりうるのではないかと考えられる。

看護管理者の職業的アイデンティティについて、秦（2004）は、平均臨床経験21.7年、平均中間管理者経験2.2年の看護管理者の職業的アイデンティティの発達過程は、【これまでに構築されてきたアイデンティティの揺らぎ】、【再構築】、【自己実現の取り組み】というサイクルを繰り返すことによって職業的アイデンティティが発達すると説明している。看護管理者の職業的アイデンティティの発達過程は、【これまでに構築されてきたアイデンティティの揺らぎ】というカテゴリーが示すように、看護師としての職業的アイデンティティが構築されている状況からの発達過程であり、キャリア初期看護師の職業的アイデンティティの形成プロセスを明らかにした本研究とは、大きく異なると考える。

キャリア中期看護師やアメリカのCNS、看護管理者は、看護師としての看護実践の経験が豊富にあり、「仕事の経験からの学び」、「コミットメントすること」、「これまでに構築されてきたアイデンティティの揺らぎ」という職業的アイデンティティのカテゴリーが示すように、キャリア初期看護師の時期を経て、看護実践の経験から培った看護師としての職業的アイデンティティを確立した状況であると考えられる。ステップ4での【看護師として責任をもって患者に関わる】、【医療と患者をつなぎ、希望を実現させる】、【専門職として患者の心に残る看護師になる】、【自分が思う看護の形を探している】という職業的アイデンティティのカテゴリーは、今後、看護師としてキャリアを積むことでキャリア中期看護師やアメリカのCNS、看護管理者の職業的アイデンティティにつながるであろうと推測される。

Ⅱ．キャリア初期看護師の職業的アイデンティティの形成プロセスに影響する要因

キャリア初期看護師の患者や家族との関わりにおける看護実践の振り返りや意味づけについて、Clinical judgment モデルの要素や看護実践における臨床判断能力の視点がキャリア初期看護師の職業的アイデンティティの形成プロセスに関連すると考える。

キャリア初期看護師は、患者や家族との関わりの中で、さまざまな意味づけを行い、職業的アイデンティティにつなげていた。Tanner（2000）は、理論的知識や実践的知識をベースにして、看護師は患者の持つ事象や分析的過程と直感的過程を通して判断し、Clinical judgment に基づいて行為が決定されると述べている。看護師の状況に対する予測と最初の状況把握による推論パターンには、看護師の知識や先入観、価値観、何が優れた実践を作り出すのかについての観点、患者との関係性などによって形作られると Tanner（2000）は述べている。つまり、看護師の状況に対する予測と最初の状況把握による推論パターンは、看護師の価値や信念である職業的アイデンティティと患者との関係性によって作り出されるということになる。Clinical judgment モデルについて Tanner（2000；2006）は、看護師が患者との関係性の中で気づき（Noticing）、その気づきから予測し、分析的思考や直感、ナラティブにより解釈（Interpreting）を行う。その解釈によって行動（Action）し、結果（Outcome）へとつながり、臨床での学びを振り返る（Reflection on action and Clinical Learning）。このサイクルが Clinical judgment を高めるために重要であると述べている（Tanner, 2000）。キャリア初期看護師が患者や家族との関わりの経験を意味づけし、その意味づけから職業的アイデンティティにつなげるプロセスには、Clinical judgment モデルが含まれていると考えることができる。キャリア初期看護師が、患者や家族の言葉や表情、態度

などをきっかけに“気づき（Noticing）”、“解釈（Interpreting）”を含めた意味づけをして、看護実践の経験を“振り返り（Reflection on action and Clinical Learning）”、その振り返りから職業的アイデンティティにつなげていた。キャリア初期看護師は、入退院を繰り返す受け持ち患者との以前の記憶はないが、患者の状態悪化や患者の表情、患者の何気ない言葉などがきっかけとなり、患者との関わりについて記憶していると語っていた。あるキャリア初期看護師は、「患者の表情がいつもと違い、暗い表情が気になり、車椅子での散歩に誘った」と語り、〈患者の気持ちが気になり話をしたいと思った〉という意味づけにつながっていた。これは、まさしくClinical judgmentの要素が含まれていると考える。

さらに、“臨床での学びの振り返り（Reflection on action and Clinical Learning）”とは、結果としてうまくいった場合でもうまくいかなかった場合でも、その時の看護師の感情がきっかけとして、自分の行動に注目して考えることが重要である（Tanner, 2000）と説明している。また、振り返りを行うためには、責任感と、自分の行為を結果に結びつけて考えることが重要であるとTanner（2000）は述べている。キャリア初期看護師が、さまざまな看護実践を経験するという点や結果だけを重視するのではなく、自分の感情と行動に注目し、意味づけを自分の状況から患者・家族へと視点を広げるだけでなく、患者や家族の思いや専門職としての自分なりの看護を意識するという意味づけの視点を深めるように意識することが職業的アイデンティティの形成にとっては重要であると考える。

吉田ら（2002）は、看護実践における看護師の臨床判断能力の実態として5段階の臨床パターンを明らかにしている。パターンⅠは、看護師が注目したことと行動が一致せず、判断プロセスがない状況であり、パターンⅡは、患者の身体面には注目しているが、看護師中心の判断プロセスであると説明している。ステップ1のキャリア初期看護師は、早く業務を覚えて、与えられた仕事をこなすことを優先（永田ら, 2005）し、看護師として認めてもらいたいという気持ちが強い時期（川島ら, 2010）であるため、意味づけの視点が、自分がしなければならない行為や自分の感情にある。まさしく、看護師中心の判断を重視しており、パターンⅡと考えることができる。パターンⅢは患者中心の判断プロセスの移行期であり、Ⅲ－１とⅢ－２に分かれている。Ⅲ－１は、患者の身体面を重視しながら表面的な患者の思いに注目して行動しているパターンであり、Ⅲ－２は、患者の身体面の重視は同様であるが、やや踏み込んだ患者の思いに注目して行動しているパターンである。ステップ２のキャリア初期看護師は、一通りの業務が出来るようになったことで過度な緊張がなくなるが、業務に追われて看護を振り返ることが少なく（新, 2009)、患者の行動の変化や身体症状の改善などを指標として自己評価（青木, 2007）している。これは、意味づけの視点が“自分の行動”から“患者”へと移行している点において患者中心の判断プロセスの移行期であるパターンⅢ－１と考えることができる。ステップ３のキャリア初期看護師は、後輩看護師の指導やリーダー業務など、新たな役割が加わる時期（下地, 2014）であるが、新たな役割に時間を取られ、看護実践を振り返り、看護観を話す機会が少ない（吉田, 2011)。これは、さまざまな患者との関わりを通して、意味づけの視点が“患者”から“患者や家族への思い”へと移行している点において、患者中心の判断プロセスへの移行期であるパターンⅢ－２と考えることができる。次に、パターンⅣは患者中心の判断プロセスであり、患者の心身に注目し行動しているパターンである。ステップ４のキャリア初期看護師は、さまざまな患者との関わりの中で、意味づけの視点が“専門職としての看護師の使命”と“自分なりの看護”へと変化している点において、患者中心の判断プロセスであるパターンⅣと考えることができる。そして、パターンⅤは洞察力のある患者中心の判断プロセスと説明している（吉田ら, 2002)。しかし、キャリア初期看護師の職業的アイデンティティの形成プロセスにはパターンⅤは該当せず、キャリア中期看護師のレベルであると考えられた。これらのことから、看護実践における臨床判断能力や Clinical judgment が職業的アイデンティティの形成と関連していると考えられた。

Ⅲ．看護実践への示唆

本研究は、グラウンデッド・セオリー・アプローチ（Strauss&Corbin, 2008）によって構築されたキャリア初期看護師の経験に基づいた領域密着型理論である。本理論からキャリア初期看護師の職業的アイデンティティの形成を促進する教育的支援のあり方について、キャリア初期看護師、キャリア初期看護師を指導する看護師、看護管理者への示唆について述べる。

1．キャリア初期看護師

キャリア初期看護師、特に１年目もしくは２年目の看護師は、日々の業務に追われ、余裕がない状況の中で仕事をしていると考えられるが、その中で、患者や家族と関わった看護実践について振り返り、意味づけすることが重要であった。本研究の研究協力者から「申し訳ないですけど、こうやって話をさせて頂いたことで、自分の中で整理が出来て、こういう意味づけがあったんだなぁと気づくことが出来ました」という言葉が複数あった。つまり、キャリア初期看護師自身が日々の看護実践の経験について意味づけすることを習慣化できるように行動し、意味づけの視点や職業的アイデンティティの形成を意識することが重要である。

具体的内容として２つのポイントがある。１つ目は、看護実践の経験の意味づけは、キャリア初期看護師１人で行うのではなく、他者と共に行うということである。これは、他者に看護実践の経験を自分の感情も含めて詳細に話すことで、自分でも気づいていなかった意味づけに気づき、客観視することができると考える。２つ目は、意味づけの視点を自分から患者や家族へと広げるように意識して意味づけをすることである。

2．キャリア初期看護師を指導する看護師

キャリア初期看護師は、日々の実践した看護を振り返る習慣が少ない（新, 2009）だけでなく、どのような視点で患者との関わりの経験を振り返っていいのかわからない（楪原, 2010）と言われている。そこでキャリア初期看護師を指導する看護師は、キャリア初期看護師に意味づけを導く問いかけをしながら、キャリア初期看護師の看護実践の経験を聞くことが重要である。

具体的内容として２つのポイントがある。１つ目は、キャリア初期看護師が語る看護実践の経験の意味づけを引き出す。その際の言葉かけは、本研究の意味づけのカテゴリーを参考にすることである。例えばステップ１では「患者さんとの会話で、あなたは何を感じましたか？」「その時の患者さんの気持ちを聞いて、あなたはどう思いましたか？」「その時、何に重視して患者さんに関わったのですか？」などである。

２つ目は、キャリア初期看護師がどのステップなのか、意味づけの視点を手がかりに把握することである。例えば、キャリア初期看護師が語っている看護実践の経験の意味づけが、自分の行動や感情のみに視点をおいて意味づけしている場合はステップ１、自分の行動や感情だけでなく、患者への関心の視点で多く意味づけしている場合はステップ２、患者や家族の思いに注目している視点を含めて意味づけしている場合はステップ３、チームを意識し、自分なりの看護を意識して意味づけしている場合はステップ４にあると考えることができる。

3．看護管理者

看護管理者は、キャリア初期看護師の看護実践の経験からみた職業的アイデンティティの形成プロセスを活用して離職防止に役立てるということである。

具体的内容として３つのポイントがある。１つ目は、受け持ち患者の選定

を考慮することである。その理由は、本研究において、ステップ1および2のキャリア初期看護師は、威圧的な態度や暴言を吐く患者との関わりで、〈患者の言葉が辛かった〉、〈患者に関わることが辛かった〉という意味づけから、【看護師に向いていないかもしれない】、【看護師としてやっていけるのか】という離職につながる可能性がある職業的アイデンティティにつながっていた。また、即座に離職につながらなくても、このような意味づけをしたキャリア初期看護師は、患者との関わりを避けるような行動をとり、患者に対する感情を遮断することによって、患者の厳しい言動から自分を守ろうとする。本研究においても、職業的アイデンティティとして［患者への思いがなくなった］と語った研究協力者がいた。よって、ステップ1・2のキャリア初期看護師に対しては、関わりが難しい患者の担当を考慮するという点である。

2つ目は、キャリア初期看護師に看護実践を振り返り、看護観を話す機会を作るということである。看護観を話す機会が少ない（吉田ら, 2011）ことは、本研究の研究協力者の中にも「先輩と日々の仕事の中で、こういう話（看護観）をすることはほとんどない」と語っていた。

3つ目は、キャリア初期看護師の指導する看護師への教育に取り入れることである。多くの施設では、特に1年目の看護師に対して知識や経験項目を確認するためのチェックリストを活用して、日々の指導に当たっている。チェックリストは、経験しているか否かを確認するためのものであるため、チェックリストではキャリア初期看護師の職業的アイデンティティの形成を促進させることはできない。大切な点は、キャリア初期看護師が看護実践の経験をどのように意味づけしているかということである。したがって、技術項目の実施の有無だけでなく、キャリア初期看護師の感情や思考の変化に関心をもつことをキャリア初期看護師を指導する看護師への教育に取り入れることが必要であると考える。

Ⅳ．理論の評価

本理論は、看護実践の経験の意味づけからみたキャリア初期看護師の職業的アイデンティティの形成のプロセスという実践理論である。理論が満たすべき特性として、グラウンデッド・セオリー・アプローチによって開発された領域密着型理論は、現実との適合性（fitness）、理解しやすさ（understanding）、一般性（generality）の確認が必要である（木下, 2003）。

現実との適合性（fitness）と理解しやすさ（understanding）については、キャリア初期看護師の現任教育に長年携わっている看護管理者２名と８年目のキャリア中期看護師１名から、分析結果およびキャリア初期看護師の看護実践の経験の意味づけからみた職業的アイデンティティの形成プロセスに違和感なく理解できると確認できた。よって、現実との適合性、理解しやすさはあると考えた。

一般性（generality）については、本理論は一般病棟に勤務しているキャリア初期看護師を研究協力者として、一般病棟に勤務しているキャリア初期看護師の看護実践の経験の意味づけからみた職業的アイデンティティの形成プロセスについての理論であるため、患者との関わりの頻度や患者の状況が大きく異なる環境で勤務している手術室や集中治療室などに勤務しているキャリア初期看護師の看護実践の経験の意味づけからみた職業的アイデンティティの形成プロセスを本理論で説明することは難しいといえる。さらに、社会人経験があるキャリア初期看護師や、すでに離職したキャリア初期看護師の職業的アイデンティティの形成プロセスについても本理論で説明することは困難である。よって、一般性については十分ではないと考えた。

また、この理論の検証としては、臨床においてキャリア初期看護師の職業的アイデンティティの形成を促進するための教育的支援として、本理論を使用することである。つまり、本理論で示した看護実践の経験の意味づけからみた職業的アイデンティティの形成プロセスは20名のキャリア初期看護師を対象にしたが、これ以外のキャリア初期看護師に適用できるか、看護実践への示唆で示した具体的内容は現任教育で可能であるか、意味づけや職業的アイデンティティのカテゴリーを含め、確認することが理論を検証していくことであり、本理論を洗練させていくことにつながると考える。

V．本研究の限界と今後の課題

本研究は、看護実践の経験の意味づけからみたキャリア初期看護師の職業的アイデンティティの形成プロセスをグラウンデッド・セオリー・アプローチ（Strauss＆Corbin, 2008）を用いて明らかにした。本研究の限界と課題をグラウンデッド・セオリー・アプローチの特徴と関連づけて述べる。

本研究には、いくつかの限界がある。まず1つ目は、データ収集と分析についてである。

データ収集においては、研究協力者に過去の看護実践の経験について語ってもらっていることにより思い出しバイヤスがあると考えられる。質的研究の中でもグラウンデッド・セオリー・アプローチ法でのデータ収集では、研究協力者に経験を振り返り、語られた内容をデータとする。本研究では、最大5年前にさかのぼり、看護実践の経験について語られた内容をデータとしているが、5年以上の期間を経てさかのぼり語られた内容をデータとしているGTA研究も存在している。本研究においては、インタビューガイドを用いた半構成的面接法によって研究協力者が無理なく、自然に看護実践の経験内容や意味づけを思い出して言語化できるように務めたが、正確な事実や感情を思い出せないことや正確に言語化できないという限界は否めない。

2つ目は、研究協力者についてである。本研究は看護実践の経験を扱うため、患者との関わりが比較的豊富であり、多くのキャリア初期看護師が該当すると考え、一般病棟に勤務しているキャリア初期看護師を対象としたため、一般病棟に勤務しているキャリア初期看護師の看護実践の経験の意味づけからみた職業的アイデンティティの形成プロセスを説明することは可能であるが、患者との関わりの頻度や患者の状況が大きく異なる手術室や集中治療室、緩和ケア病棟、また患者と関わる時間が短く、生命の維持を第一優先にしている救命センターに勤務しているキャリア初期看護師の看護実践の経験の意味づけからみた職業的アイデンティティの形成プロセスを説明することは難しい。

今後の課題としては、患者との関わりの頻度や患者の状況が異なるだけでなく、一般病棟と比較して患者からのフィードバックが少ないと考えられる手術室や集中治療室、緩和ケア病棟、救命センターという環境で勤務しているキャリア初期看護師を研究協力者として拡大し、これらの看護師も含めた職業的アイデンティティの形成プロセスを明らかにしていく必要がある。

第8章　結　論

1．看護実践の経験の意味づけからみたキャリア初期看護師の職業的アイデンティティの形成のプロセスは、〖実践と内省の反復による専門職としての視野の広がりと深まり〗というコアカテゴリーで説明できた。

2．〖実践と内省の反復による専門職としての視野の広がりと深まり〗は、キャリア初期看護師が患者や家族との経験を振り返り、意味づけを繰り返し行うことによって、意味づけの視点とともに、職業的アイデンティティが自分の状況から患者・家族へと視野が広がり、さらに患者や家族の思いや自分なり看護を意識するという深まりへと変化しながら4つのステップを経て職業的アイデンティティを形成していた。

3．キャリア初期看護師は、困難な状況に直面した時に｛どう関わればいいのかわからない｝という意味づけは、その後のキャリア初期看護師の行為の有無と患者や家族からのフィードバックによって3つのパターンを示し、ポジティブな職業的アイデンティティとネガティブな職業的アイデンティティにつながっていた。また、キャリア初期看護師の｛何をしていいのかわからない｝という意味づけは2つの特徴を示した。｛何をしていいのかわからない｝という意味づけは、ポジティブな職業的アイデンティティとネガティブな職業的アイデンティティにつながっていた。

4．キャリア初期看護師の看護実践の経験の意味づけに影響する要因は、患者や家族からの言葉や態度によるフィードバックと患者や家族との関係性であった。

5．看護実践への示唆として、①キャリア初期看護師は、日々の看護実践の経験について意味づけすることを習慣化できるように行動し、職業的アイデンティティの形成プロセスを意識すること、②キャリア初期看護師を指導する看護師は、キャリア初期看護師の看護実践の経験の意味づけを導く問いかけをしながら、キャリア初期看護師の看護実践の経験を聞くこと、③看護管理者は、キャリア初期看護師の看護実践の経験からみた職業的アイデンティティの形成プロセスを活用して離職防止に役立てる、という3つが示唆された。

6．本理論の評価については、現実との適合性、理解しやすさは、ほぼ満たしていた。本理論で説明できる範囲は、一般病棟に勤務しているキャリア初期看護師の看護実践の経験の意味づけからみた職業的アイデンティティの形成プロセスに限定されるため、一般性については十分とは言えない。

文　献

・青木光子，岡部喜代子.（2007）：臨床経験２年目の看護師が「良いケアができた」と捉えた看護実践．第38回日本看護学会集録看護総合，278-281.

・Arbon Paul.（2004）: Understanding experience in nursing. Journal of clinical Nursing, 13, 150-157.

・浅井直美，小林瑞枝，荒井真紀子，斉藤やよい.（2007）：看護早期体験実習における学生の意味化した経験の構造．北関東医学，57（１），17-27.

・Belcher M., Jones L.K.（2009）: Graduate nurses' experiences of developing trust in the nurse-patient relationship. Contemporary Nurse, 31（２）, 142-152.

・Benner Patricia.（1984）: From Novice to Expert Excellence and Power in Clinical Nursing Practice.／井部敏子，井村真澄，上泉和子訳.（1992）：ベナー看護論　達人ナースの卓越性とパワー．医学書院，東京.

・Billeter Koponen.（2005）: Long-term stress, burnout and patient-nurse relations: qualitative interview study about nurses' experiences. Nordic college of Caring Sciences, 19, 20-57.

・Blumer Herbert.（1969）: Symbolic Interactionism Perspective and Method. Prentice-Hall, Inc., USA ／後藤将之訳.（1991）：シンボリック相互作用論　パースペクティブと方法．勁草書房，東京.

・筑後幸恵，長吉孝子，渡邊竹美.（2001）：卒後３～５年目の看護職のキャリア形成における課題．第32回日本看護学会集録看護管理，27-29.

・出口昌子.（2007）:「キャリア中期看護師の臨床実践力測定尺度 ver. 3」を活用した人材育成の実際．看護管理，17（６），504-510.

・Dewey, J.（1938）: Experience and education.／市村尚久訳（2004）：経験と教育．29-76，講談社．東京.

・Deppoliti Denise.（2008）: Exploring How New Registered Nurses Construct Professional Identity in Hospital Settings. The Journal of Continuing Education in Nursing, 39（６）, 255-262.

・Dunn Karen S., Stephens Elizabeth.（2005）: Nurse experience and the Care of Dying Patient. Oncorgy nursing Forum, 32（１）, 97-104.

・Erikson E.H.（1959）／小此木啓吾，小川捷之，岩男寿美子（1973）：自我同一性．誠信書房，東京．
・Fagerberg Ingegerd.（2004）：Registered Nurses' work experiences: personal accounts intergrated with professional identity. Journal of Advanced Nursing, 46（３）, 284-291.
・Fagerberg Ingegerd, Kihlgren Mona.（2001）：Experiencing a nurse identity: the meaning of identity to Swedish registered nurses 2 years after graduation. Journal of Advanced Nursing, 34（１）, 137-145.
・Fagermoen.（1997）：Professional identity ; values embedded in meaningful nursing practice. Journal of Advanced Nursing, 25, 434-441.
・藤井恭子，野々村典子，鈴木純恵，澤田雄二，石川演美，長谷龍太郎，山元由美子，大橋ゆかり，岩井浩一，N.D. パリー，才津芳昭，海山宏之，紙屋克子，落合幸子．（2002）：医療系学生における職業的アイデンティティの分析．茨城県立医療大学紀要，７，131-142.
・深田美香，石倉弥生，松浦治代，宮脇美保子．（2005）：ケアすることと看護師の発達に関する研究．看護展望，30（３），98-104.
・深澤優子，飯野英親．（2013）：若手看護師に伝えたいこと―スタッフの退職・転職にどう関わるか．看護，65（６），96-99.
・船津衛，宝月誠．（1995）：シンボリック相互作用論の世界．恒星社厚生閣．東京．
・Gregg, Misuzu（2000）：看護における１重要概念としての看護婦の職業的アイデンティティ．Quality Nursing, 6（10）, 873-878.
・Gregg, Misuzu.（2001）：アメリカの CNS が職業的アイデンティティを確立するプロセス．看護，53（10），107-111.
・Gregg, M.F.,＆Magilvy, J.K..（2001）：Professional identity of Japanese nurses: Bonding into nursing. Nursing and Health Siences, 3, 47-55.
・Gregg, Misuzu（2002）：看護師の職業的アイデンティティに関する中範囲理論の構築．看護研究，35（３），196-204.
・Gregg, Misuzu グレッグ美鈴．（2005）：臨床看護師の組織コミットメントを促す経験．岐阜県立看護大学紀要，６（１），11-18.
・Gustafsson, C and Fagerberg, I..（2003）：Reflection, the way to professional development?. Joural of Clinical Nursing, 13（３）, 271-280.
・橋本麻由里，栗田孝子，鈴木里美，野村浩，奥村美奈子，古澤幸江，小島三紀．（2010）：キャリア初期にある看護職の「自分育て」の視点で考える人材育成．日本看護学教育学会誌，20，204.

・畑中あかね. (2009)：事例を積み重ねわざにする取り組み“実践”“意味づけ”“伝達”の循環. 日本糖尿病教育・看護学会誌, 13（1）, 60-61.
・波多野梗子, 小野寺杜紀. (1993)：看護学生および看護婦の職業的アイデンティティの変化. 日本看護研究学会誌, 16（4）, 21-28.
・東めぐみ. (2009)：看護リフレクション入門. 9-18, ライフサポート社, 東京.
・樋口美佳. (2002)：看護者が臨床体験を振り返り意味づけていくことへのかかわり. 神奈川県立看護教育大学校看護教育研究収録, 27, 70-79.
・池田由紀子, 尾崎フサ子. (2009)：臨床看護師の現任教育と職業的アイデンティティ形成の関連. 第40回日本看護学会論文集看護管理, 240-242.
・伊勢瑞恵. (2001)：患者ー看護婦関係における経験の質と看護者の成長ー患者との一体感が得られた経験の意義ー. 神奈川県立看護教育大学校看護教育研究収録, 26, 9-18.
・Iranmanesh Sedigheh, Abbaszadeh Abbas, Datgahi Helen.. (2009)：Caring for people at the end of life : Iranian oncology nurses' experience. Indian Journal of Palliative Care. 15（2）, 141-147.
・石井裕美. (2007)：看護師が自己認識の力を獲得する要因. 日本応用心理学会発表論文集, 74, 55.
・岩井浩一, 澤田雄二, 野々村典子, 石川演美, 山元由美子. (2001)：看護職の職業的アイデンティティ尺度の作成. 茨城県立医療大学紀要, 6, 57-67.
・城ヶ端初子, 樋口京子, 坂口桃子, 作田裕美, 桑鶴由美子. (2010)：看護マネジメントの基礎と応用. 112-118, 医学芸術社, 東京.
・籠島政江, 阿部直美. (2005)：看護師の自己実現を支援する継続教育. 看護展望, 30（2）, 136-142.
・金子あけみ. (1998)：看護婦のキャリア・コミットメント. インターナショナルナーシングレビュー, 21（2）, 41-43.
・加藤和子. (1997)：看護婦のキャリア発達上の問題とOJT教育への提言. 看護教育, 38（8）, 665-670.
・川島珠美, 藤本幸三. (2010)：新人看護師の職業的アイデンティティの形成過程とそれに及ぼす影響. 四日市看護医療大学紀要, 3（1）, 21-33.
・木村良美, 八代利香. (2010)：看護師のバーンアウトに関連する要因. 日本職業・災害医学会会誌, 58（3）, 120-127.
・木下康仁. (2003)：グラウンデッド・セオリー・アプローチの実践. 弘文堂. 東京.
・小泉仁子. (2010)：助産師の職業的アイデンティティの発達プロセスに関する研究

―助産実践を通して生じる内面的な変化に着目して―．お茶の水医学雑誌，58（1），13-28.
・雲かおり，太湯好子．(2002)：肝臓がん患者の苦難の体験とその意味づけに関する研究．川崎医療福祉学会誌，12（1），91-101.
・Lea J, Cruickshank MT. (2007) : The experience of new graduate nurses in rural practice in New South Wales. Rural and Remote Health, 7, 1-11.
・真壁幸子，木下香織，古城幸子．(2006)：看護師の仕事への行き詰まり感の実態とその要因―卒後5年目までの課題に焦点を当てて―．第37回日本看護学会集録看護管理，278-281.
・真野恵子，曽我みゆき，藤田千鶴．(2012)：職位ごとの24時間行動表の設定による中堅看護師への支援．看護，64（7），40-47.
・松井美由紀，松尾有記，阿部千草，関谷由香里．(2006)：臨床経験3年目の看護師が"良いケアができた"と捉えた看護実践．第37回日本看護学会集録看護管理，276-278.
・松川久美子，仲村明美，清水冷子，安田照美．(2008)：卒後2年目看護師の臨床における看護上の疑問から根拠ある看護を目指したグループ活動の成果．第39回日本看護学会集録看護教育，80-82.
・松尾睦，正岡経子，吉田真奈美，丸山知子，荒木奈緒．(2008)：看護師の経験学習プロセス：内容分析による実証研究．札幌医科大学保健医療大学紀要，11，11-19.
・松下由美子，木村周．(1997)：看護学生の進路選択と職業的同一性形成との関連．進路指導研究，17（2），12-18.
・松崎由美，大室律子．(2004)：20歳代看護職者の職業継続意思に関する実態調査．第35回日本看護学会集録看護管理，59-181.
・McGowen, K, Ramey, Hart, Lorraine, E. (1990) : Still different after all these years : Gender differences in professional identity formation. Professional Psychology : Research and Practice, 21 (2), 118-123.
・宮澤朋子，松本じゅん子．(2008)：新卒看護師の精神的未熟さ・弱さに対するスタッフ看護師および新卒看護師自身の認識．長野県看護大学紀要，10，69-78.
・Mohan S., Waker A.. (2005) : Caring for patients with care in non-specialist wards : the nurse experience. European Journal of Cancer Care, 14, 256-263.
・森本紀巳子．(2003)：観察の視点と看護実践の質．久留米医会誌，66，111-121.
・森田文．(2009)：新卒看護職員の早期離職防止の取り組み．医療，63 (12)，797-801.
・諸江由紀子，薄井担子．(2005)：看護師の経験がもたらす認識の発展過程に関する研究ー対応困難とみなされている患者に関われるようになった自己の看護実践を通してー．日本看護科学学会学術集会講演集，25，139.
・宗村美江子．(2009)：現代の若者気質と看護教育ー看護実践能力を高める継続教育の試み．看護，61（4），78-80.
・永田美和子，小山英子，三木園生，上星浩子．(2005)：新人看護師の看護実践上の困難の分析．桐生短期大学紀要，第16号，31-36.
・長田京子，江角真由美，伊達山美保，田中由美子，佐藤由美子．(2008)：看護師の対人援助研修前後の看護活動の変化の内容ー看護場面の分析を行った経験3年目の看護師への面接調査からー．第39回日本看護学会集録看護管理，306-308.
・名越恵美，掛橋千賀子．(2005)：終末期がん患者にかかわる看護師の体験の意味づけーー般病院に焦点を当ててー．日本がん看護学会誌，19（1），43-51.
・中村陽子．(2002)：高齢患者のがん体験の意味づけの理解．日本看護医療学会雑誌，4（2），27-35.
・中納美智保，青山ヒフミ．(2007)：患者との関わりにおいて新卒看護師が考える主観的成功体験の内容と特徴．日本看護管理学会誌，10（2），48-57.
・日本看護協会編．(2003)：看護者の基本的責務 - 基本法と倫理．日本看護協会出版会，9-17，東京．
・野戸結花，三上れつ，小松万喜子．(2002)：終末期ケアにおける臨床看護師の看護観とケア行動に関する研究．日本がん看護学会誌，16（1），28-37.
・落合幸子，紙屋克子，落合亮太，マイマリティ・パリダ，高木有子，本多陽子，黒木淳子，服部満生子．(2007a)：看護師の職業的アイデンティティの発達過程．茨城県立医療大学紀要，12，75-82.
・落合幸子，紙屋克子，落合亮太，マイマリティ・パリダ，高木有子，本多陽子，黒木淳子，服部満生子．(2007b)：看護組織のチーム力と職業的アイデンティティとの関連．茨城県立医療大学紀要，12，83-89.
・Öhelen. J. and Segesten. K.. (1998) : The professional identity of the nurse : concept analysis and development. Journal of Advanced Nursing, 28, 720-727.
・岡本祐子．(1999)：女性の生涯発達とアイデンティティー個としての発達・かかわりの中での成熟ー．114-142，北大路書房，京都．
・大森真澄，長田京子，福間美紀，廣野祥子，森山美香，江藤剛．(2012)：新卒看護師の早期離職と再就職にむけての体験．島根大学医学部紀要，35，1-7.
・Rasumussen, Brigit H. Per-Olof Sandman, Astrid Norberg. (1997) : stories of being a hospice nurse : A journey towards finding one's footing. Cancer Nursig, 20

（5），330-341.
・戈木クレイグヒル滋子.（2006）：グラウンデッド・セオリー・アプローチ　理論をうみだすまで．新曜社．東京.
・戈木クレイグヒル滋子.（2008）：実践グラウンデッド・セオリー・アプローチ　現象をとらえる．新曜社．東京.
・戈木クレイグヒル滋子.（2014）：グラウンデッド・セオリー・アプローチを用いたデータ収集法．新曜社．東京.
・齊藤佳子.（2009a）：看護の概念化を促す教育方法の検討－ベナーの臨床実践領域分類による看護の明確化－．臨床看護，35（9），1353-1357.
・齊藤佳子.（2009b）：看護の概念化を促す教育方法の検討－管理者教育における「経験の掘り起こし」の効果－．臨床看護，35（9），1341-1346.
・Schein Edger H..（1978）／二村敏子，三善勝代（1991）：キャリア・ダイナミクス．白桃書房．東京
・Schein Edger H..（1990）／金井嘉宏（2003）：キャリア・アンカー．白桃書房．東京.
・坂村八恵，岡本裕子，坪井敬子，秋山智，石井俊行.（2008）：新卒看護師の専門職者としての自立体験－8名の大卒看護師へのインタビューを通して．広島国際大学看護学ジャーナル，6（1），47-58.
・佐々木真紀子，針生亨.（2006）：看護師の職業的アイデンティティ尺度（PISN）の開発．日本看護科学会誌，26（1），34-41.
・佐々木晶子，深田美香，奥田玲子，畠山久美子.（2013）：A県の臨床経験1年目から5年目の看護師の実践能力に関する自己評価．米子医学雑誌，64（6），154-162.
・里光やよい，今野葉月，須釜なつみ.（2008）：臨床看護師の成長に影響を及ぼしたもの－中堅看護師グループインタビューより－．自治医科大学看護学ジャーナル，6，131-143.
・佐藤紀子.（2007）：今日の現任教育の課題とキャリア中期看護師の育成．看護管理，17（6），490-495.
・佐藤昇子.（1998）：看護職のキャリア形成に関する問題とその概念枠組み．インターナショナルナーシングレビュー，21（2），55-69.
・下地生恵，大城和江，下地孝子.（2014）：研修の見直しで主体性と実践力を養い「役割モデル」となる人材を育成する．Nursing Business, 8（8）, 28-31.
・Sedigheh Iranmanesh, Abbas Abbaszadeh, Helen Dargahi, Mohammad Aili Cheraghi.（2009）: Caring for people at the end of life ; Iranian oncology nurse's ex-

periences. Indian Journal of Palliative care, 15（2）, 141-147.
・瀬川雅紀子，種田ゆかり，後藤姉奈，高植幸子，清水房枝．(2009)：新卒看護師の職業意識に影響を与えた体験．日本看護管理学会誌，13（2），41-51.
・関井愛紀子．(2010)：新人看護師の勤務継続意欲に関連する職場環境要因．新潟医学会雑誌，124（9），501-511.
・関根正，奥山貴弘．(2006)：看護師のアイデンティティに関する文献研究．埼玉県立大学紀要，8，145-150.
・島田美鈴．(1998)：看護学生・看護婦の職業的アイデンティティの研究．日本応用心理学会大会発表論文集，65，119-123.
・秦管．(2004)：看護師の職業的アイデンティティ発達過程―中間管理者に視点を当てて―．第35回日本看護学会論文集看護管理，170-172.
・下方友子，多田貴志，森千鶴．(2004)：看護職者の職業的アイデンティティに関わる要因．第35回日本看護学会集録精神看護，115-117.
・新美智子．(2009)：卒後1・2年目の看護師の看護観に対する意識調査．第40回日本看護学会集録看護管理，78-80.
・柴田久美子，松下由美子．(2002)：就職2年目以内に退職した新卒看護師の職業的同一性形成の検討．日本看護研究学会雑誌，25（3），229.
・祖父江正代，前川厚子，竹井留美．(2011)：がん終末期患者の褥瘡に対する意味づけとケアの期待．日本創傷・オストミー・失禁管理学会誌，15（1），46-54.
・Strauss A., Corbin J.. (1990)：Basics of Qualitative Research. Grounded Theory Prosedures and Techniques／南裕子監訳 (1999)：質的研究の基礎　グラウンデッド・セオリーの手技と手順．医学書院，東京.
・Strauss A., Corbin J.. (1998)：Basics of Qualitative Research Techniques and Procedures for Developing Grounded Theory Second Edition／操華子，森岡崇訳 (2004)：質的研究の基礎　グラウンデッド・セオリー開発の手技と手順　第2版．医学書院，東京.
・Strauss A., Corbin J.. (2008)：Basics of Qualitative Research Techniques and Procedures for Developing Grounded Theory Thied Edition／操華子，森岡崇訳 (2012)：質的研究の基礎　グラウンデッド・セオリー開発の手技と手順　第3版．医学書院，東京.
・鈴木康美．(2007)：EQと経験の振り返りを導入して中堅看護師のリーダーシップ能力開発を図る．看護管理，17（6），16-22.
・太栗里香，荒木田美香子，Lee Young-Mi，森田理恵，山下未来，鈴木純恵．(2008)：

若手看護師の離職以降に関する健康状態と職場要因の検討－１年目と５年目の比較．産業衛生学雑誌，50，2051.
・高橋照子．(1998)：キャリア論とアイデンティティ論―看護学が取り組むべき課題．インターナショナルナーシングレビュー，21（２），36-40.
・竹内久美子．(2008)：新卒看護師の職業的アイデンティティ形成と職務態度―縦断的研究に基づく検討―．目白大学健康科学研究，１，101-109.
・Tanner, C. (2000)：看護実践における Clinical Judgment.／和泉成子翻訳．インターナショナルナーシングレビュー，33（４），66-77.
・Tanner, C. (2006)：Thinking Like a Nurse：A Research-Based Model of Clinical Judgment in Nursing. Journal of Nursing Education, 45（６), 204-211.
・玉井保子．(2008)：臨床経験別にみた看護師の看護基本技術の到達度．第39回日本看護学会集録看護管理，400-402.
・田中いずみ，比嘉勇人，山田恵子．(2013)：新人看護師の看護実践におけるナラティブからとらえた成長の変化．富山大学看護学会誌，13（２），125-141.
・谷口清弥．(2009)：看護師の感情管理要因の現状に関する検討．甲南女子大学紀要，２，看護学・リハビリテーション学編，77-88.
・谷浦葉子，越村利恵，福岡富子．(2005)：個人を尊重したキャリア開発プログラムの構築．看護展望，30（２），151-157.
・戸田肇（2009)：現代の若者気質と看護教育―教育と臨床の共同による実習指導とは．看護，61（４），74-76.
・鳥井美佐，三上れつ．(2006)：看護学生・後輩看護師のモデルとなる看護師の看護観と体験に関する研究．第37回日本看護学会論文集看護管理，302-306.
・塚本友栄，舟島なをみ．(2008)：就職後早期に退職した新人看護師の経験に関する研究―就業を継続できた看護師の経験との比較を通して―．看護教育学研究，17（１），22-35.
・鶴昌代，水主千鶴子，月山淑．(2010)：卒後２年目看護師がもつ看取りに対する感情と表出効果．死の臨床，33（２），335.
・鶴田晴美，小笠原映子．(2005)：基礎看護学実習における看護学生の経験とその意味づけ．高崎健康福祉大学紀要，４，65-76.
・鶴田早苗．(2002)：新卒者の不適応問題および教育を考える．看護展望，27（４），423-428.
・内川洋子，吉田道雄．(2001)；病院における看護経験４～５年目の看護婦の行動分析（３）．Quality Nursing, 7（９), 785-792.

・楳原弘成．(2010)：基礎から臨床へ「看護の経験」の継続を．看護教育，51（3），200-203.
・Wangensteen, IS. Johansson, G. Nordstrom. (2008)：The first year as a graduate nurse-an experience of growth and development. Journal of clinical Nursing, 10, 1877-1885.
・渡邊里香，荒木田美香子，鈴木純恵．(2010)：若手看護師の離職に関連する個人要件と組織要件の検討－1年目と5年目の比較．日本看護科学学会誌，30（1），52-61.
・Watoson S. J.. (1991)：An analysis of the concept of experience. Journal of Advance Nursing, 16, 1117-1121.
・Williams Angela. (2001)：A study of practicing nurses' perceprions and experiences of intimacy within the nurse-parient relationship. Jounal of Advanced Nursing, 35（2）, 188-196.
・山本寛．(2000)：昇進の研究．創成社，東京.
・山本則子，萱間真美，太田喜久子，大川貴子．(2002)：グラウンデッドセオリー法を用いた看護研究のプロセス．文光堂，東京.
・山元由美子，長谷龍太郎，藤井恭子，石鍋圭子．(2003)：看護領域の違いによる職業的アイデンティティの差異の検討－一般病院とリハビリテーション専門病院の看護師の比較－．茨城県立医療大学紀要，8，89-98.
・吉田えり，山田和子，森岡郁晴．(2011)：卒後2～5年目の看護師における自己効力感とストレス反応との関連．日本看護研究学会雑誌，34（4），65-72.
・吉田なお子．(2007)：病院勤務の女性看護職の年令，経験年数，職業アイデンティティ，看護専門的自律性，バーンアウトの関連．日本赤十字看護学会誌，7（1），68-77.
・吉田沢子，久世恵美子，上山和子，菅田節子，弓場茂子，安酸史子．(2002)：看護師の臨床判断能力の実態．日本看護学教育学会誌，12（1），27-35.
・吉川三枝子，平井さよ子，賀沢弥貴．(2008)：優れた中間看護管理者「成長を促した経験」の分析．日本看護管理学会誌，12（1），27-36.

謝　辞

本研究に際し、研究の趣旨をご理解いただき、貴重な看護実践の経験を忙しい時間を調整して語ってくださいました研究協力者の皆様には、心から御礼申し上げます。

また、本研究の趣旨ご理解いただき、ご協力いただきましたＡ施設とＢ施設の看護部長をはじめ、副看護部長、師長・副師長の皆様、心より感謝申し上げます。

そして本研究に対し、貴重な時間を割き、熱心にご指導いただきました町浦美智子教授、簾持知恵子教授、志田京子教授、青山ヒフミ教授に深く感謝いたします。また、たくさんのアドバイスをくださいました多くの先生方に感謝申し上げます。また、研究期間中に何度もくじけそうになった私を励まし、温かく支えてくださいました親友の皆様、家族に心から感謝いたします。本当にありがとうございました。

本書は独立行政法人日本学術振興会平成29年度科学研究費助成事業（科学研究費補助金）（研究成果公開促進費）（課題番号17HP5255）の助成による出版です。

著者略歴

中納　美智保（なかの　みちほ）

現職　関西医療大学 保健看護学部保健看護学科 教授

1992年　和歌山労災病院 看護師
1995年　横浜労災病院 看護師
1998年　東京都立医療技術短期大学部 看護教員養成講座修了
2001年　和歌山県立医科大学看護短期大学部 基礎看護学 助手
2004年　和歌山県立医科大学 保健看護学部 基礎看護学 助手
2005年　大阪府立看護大学大学院 看護学研究科 博士前期課程修了 修士（看護学）
2007年　和歌山県立医科大学 保健看護学部 基礎看護学 講師
2009年　関西医療大学 保健看護学部保健看護学科 基礎看護学 准教授
2016年　大阪府立大学大学院 看護学研究科 博士後期課程修了 博士（看護学）
2016年　関西医療大学 保健看護学部保健看護学科 基礎看護学 教授

キャリア初期看護師の職業的アイデンティティの形成プロセス
—看護実践の経験の意味づけから—

2018年1月10日　初版第1刷発行

著　者　中納美智保

発行者　風間敬子

発行所　株式会社 風間書房

〒101-0051　東京都千代田区神田神保町 1-34
電話 03(3291)5729　FAX 03(3291)5757
振替 00110-5-1853

印刷　太平印刷社　　製本　井上製本所

NDC 分類：498

ISBN978-4-7599-2198-4　Printed in Japan